歯科医院で
はたらく
スタッフのための

“はじめて教える”講座

杉元信代・著
あらいぴろよ・え

イレバッチ VS マスクマン

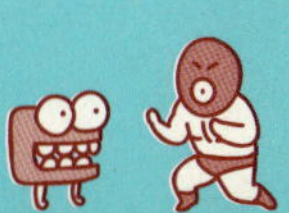

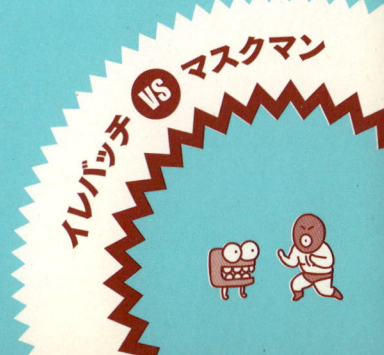

PROLOGUE

え？ 私が教えるんですか？

ようやく「仕事」というものがぼんやりとわかってきて、自分なりにリズムもつかめるようになってきたばかりだというのに、院長先生から「次の新人さんの教育、よろしく」「パートさん・アルバイトさんのこともよろしく」と言われてしまったら……。いったいどうすればよいのでしょう？

ほとんどの歯科医院は少ない人数で構成されています。自分では「まだまだ」と感じていても、思いがけなく「教育係」の役目が回ってくることも実際には珍しくありません。

「うわ～どうしよう。まだまだあやふやなところもいっぱいあるし……。でもせっかく指名されたのだから、なんとかやらなくちゃ。何から始めればいいの？　教えないといけないことは山のようにあるし！　どれからどうすれば？　ちゃんと覚えてもらえるかしら？」

この本は、そんな不安でいっぱいで、パニック寸前のみなさまの「お守り」になればいいなと思って書きました。「どうしよう」と感じたとき、ぜひパラパラと本をめくっていただければと思います。

もちろん、「新人さんはいままで何人も教えてきたけれど、これでいいのかしら？」「いままではなんとかできていたけれど、最近の新人さんにはどうも伝わっていないような気がする」とお悩みのチーフのみなさんが読めば、ご自分の教え方を振り返ることができ、より教え上手になれるようなエッセンスをちりばめました。

新人さんの教育に際し、技術的なことは他にたくさんの本が出ています。それらを使って学ぶ前に、ぜひこの本で「関係性の作り方」をおさらいしてください。自分の気持ちがうまく伝わらないとき、プレッシャーに押し潰されそうになったときにも、きっと役立つと思います。

「教える」「教わる」関係だけでなく、ともに成長していこうとするみなさんを応援しています。さあ、一緒にがんばっていきましょう。

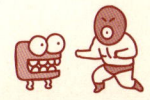

CONTENTS

2 新人さんがやってきた！

3 教え方にもコツがある

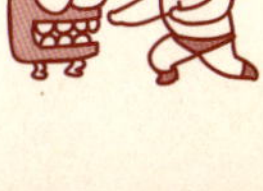

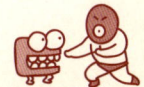

COLUMN

4 他と比べないという鉄則

5 一人でなんでも抱え込まない

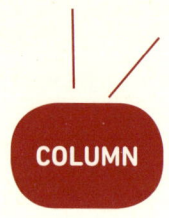

6 一緒に成長していこう

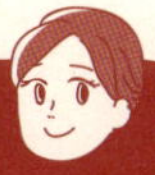

新人は先輩を見ている！「カタチ」って大事！

老婆心ながら

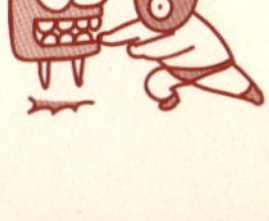

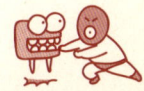

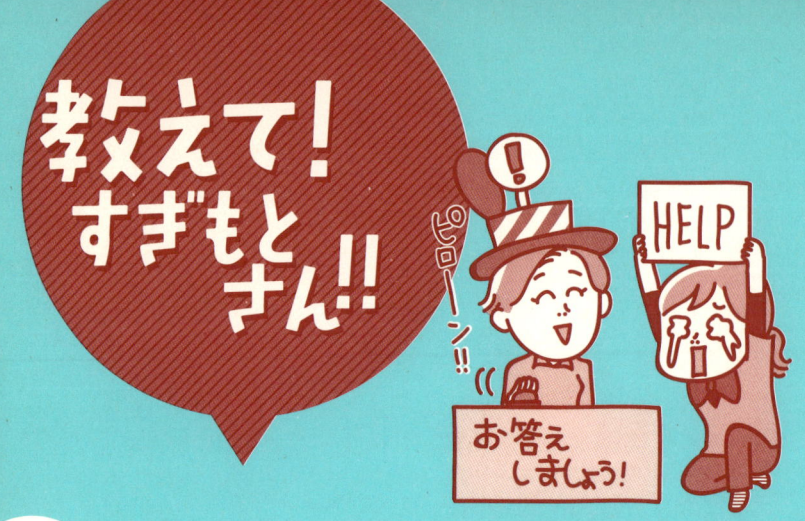

教えて！すぎもとさん!!

Q 「やる気がない」人はどうしたらよいでしょうか

A これは正確にいうと、「やる気がないようにみえる」ということになりますね。
やる気がないように見える人には、3つのタイプがいます。

①**やる気はあるのになさそうに見える**

⇒　「見た目で損をしている」ことを伝えましょう。
損しないためには、どうすればよいのか一緒に考えてみることです。

②**やる気がない**

⇒　本当にやる気がないのであれば、辞めてもよいという話しかできません。

③**少しはやる気があるけれど、いまちょっと落ちてきている**

⇒　「やる気が落ちてきた原因」を聴きましょう。まずは聴くことです。
やる気が落ちてきている状況を確認して、「自分はどうしたいのか」を聴きます。
自分でも「これではよくない」と感じているのであれば、一緒に対策を考えます。
「もうこのままでもいい」と感じているのであれば、ちょっと困ってしまいます。
私なら、「私はいまのままやる気もなく仕事を続けるのはよくないと思うけど、
あなたはどう思う？」と考えてもらいます。

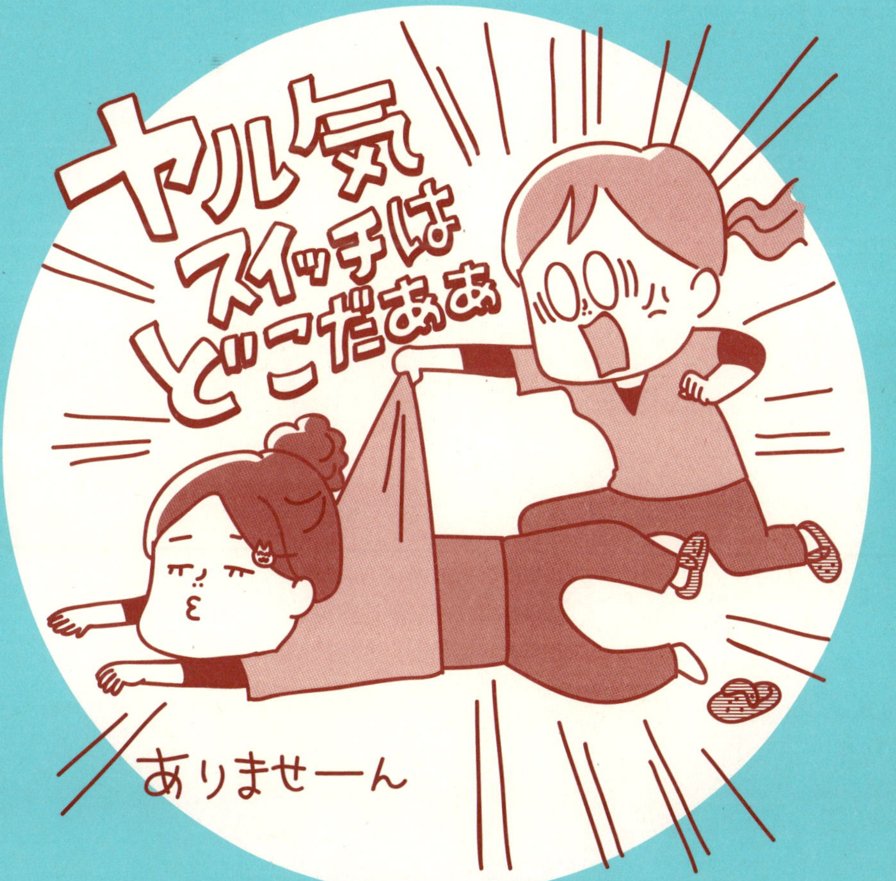
ヤル気
スイッチは
どこだあぁ
ありませーん

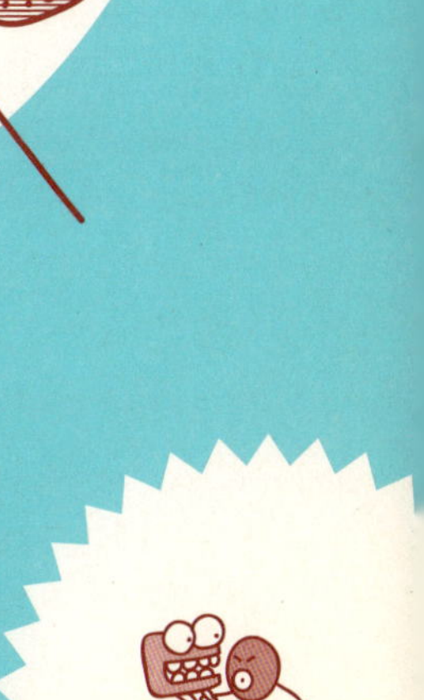

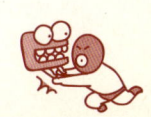

教えて!すぎもとさん!!

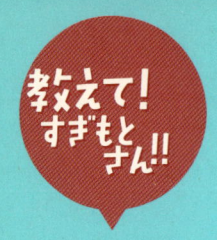

Q 「反応が薄い人」はどうしたらよいでしょうか

A 何を聞いても反応がない、
わかっているのかわかっていないのかもわからない、
やらせてみると何もできないのでは、
こちらもどうすればよいのか困ってしまいますね。
質問できない人は、ほとんどの場合「わからないことをわかっていない」ことが多いものです。仕方がないので、こちらで推測しながらかかわるしかありません。
何に困っているのか、たとえば宿題のレポートを提出してこない場合、
この宿題の「何」がわからなかったのかを
一つ一つ確認していくしかないのです。一つ一つ確認していくと、
思いがけないところにつまずきの原因があるものです。
レポートそのものの提出形態がわからないことが原因だったりします。
本人も何がわかっていないのかがわからない状態です。
まずは、質問できるようになるためのハードルをクリアすることから
始めていくしかないのです。

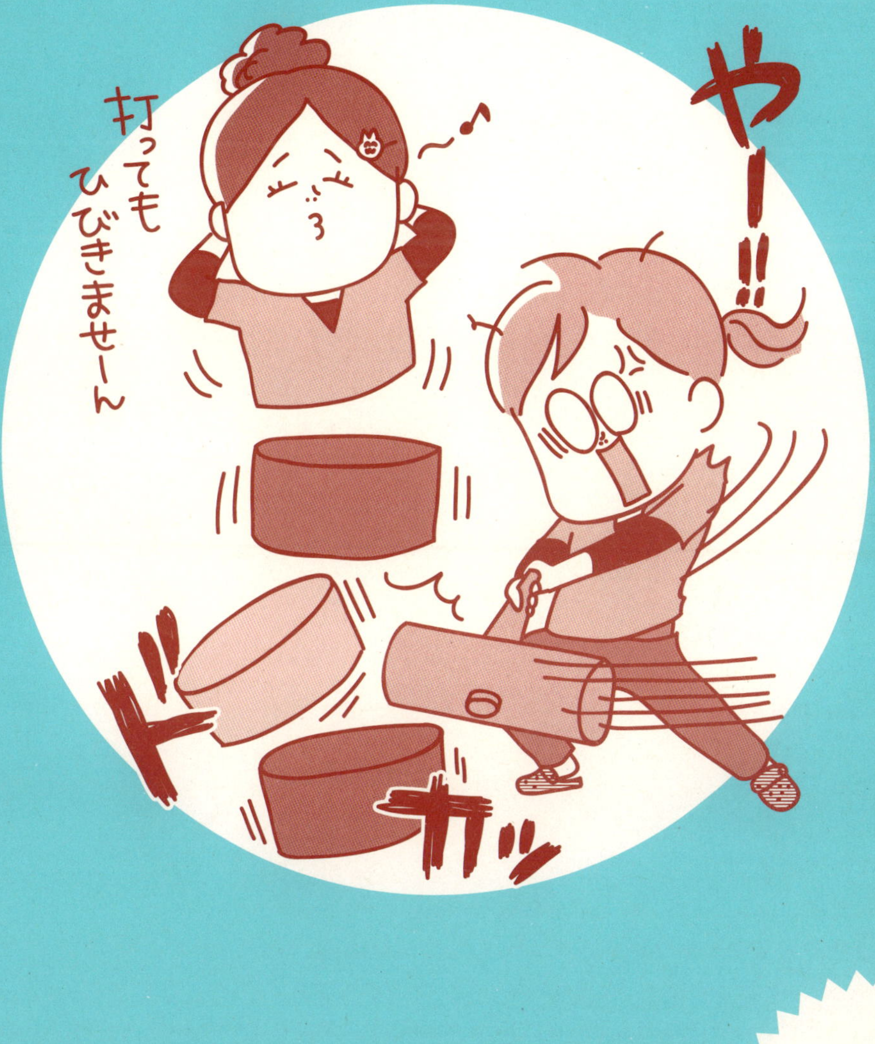
やー!!
打っても
ひびきませーん
ドガッ
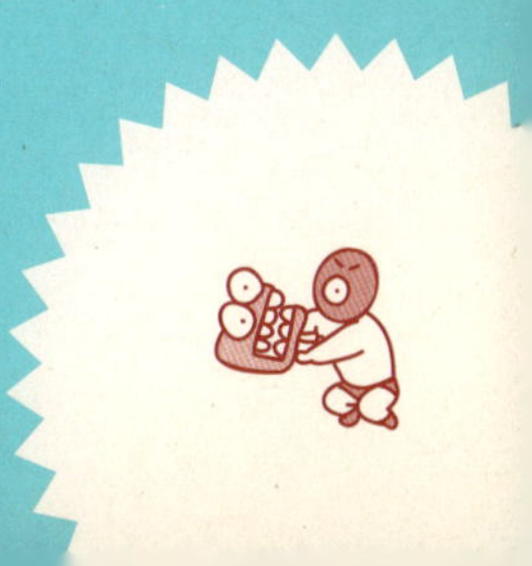

教えて！すぎもとさん!!

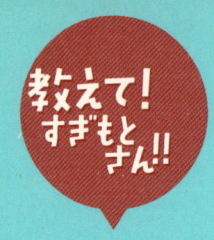

Q ミスを認めないときはどう言えばよいでしょうか

A ミスについての基準、あるいは「できた、できている」の基準が、
人によって微妙に違うことで起こりがちです。
教える側と教えられる側、お互いの基準が違うのであれば
話になりませんから、まずはそれを確認することが大切です。
もしかしたら、教えられたときの「できた基準」があやふやで、
新人さんの思い込みもあるかもしれません。
基準が違っていることがわかれば、それを訂正します。
そのときにもし教え方がわかりづらければ、それはこちらの落ち度ですから
素直に謝って「基準を修正」しましょう。
基準のずれはなくても、新人さんのほうで
「ミスを認めると自分の評価が下がる」という意識が強く、
ミスを隠そうとしていた可能性もあります。
その際は「ミス」そのものと、その人の価値は直接リンクしないこと、
隠しても必ずわかること、ミスがあれば早いうちにきちんと報告して
指示を仰ぐことが何よりも大切であると、繰り返し伝えていくことが重要です。

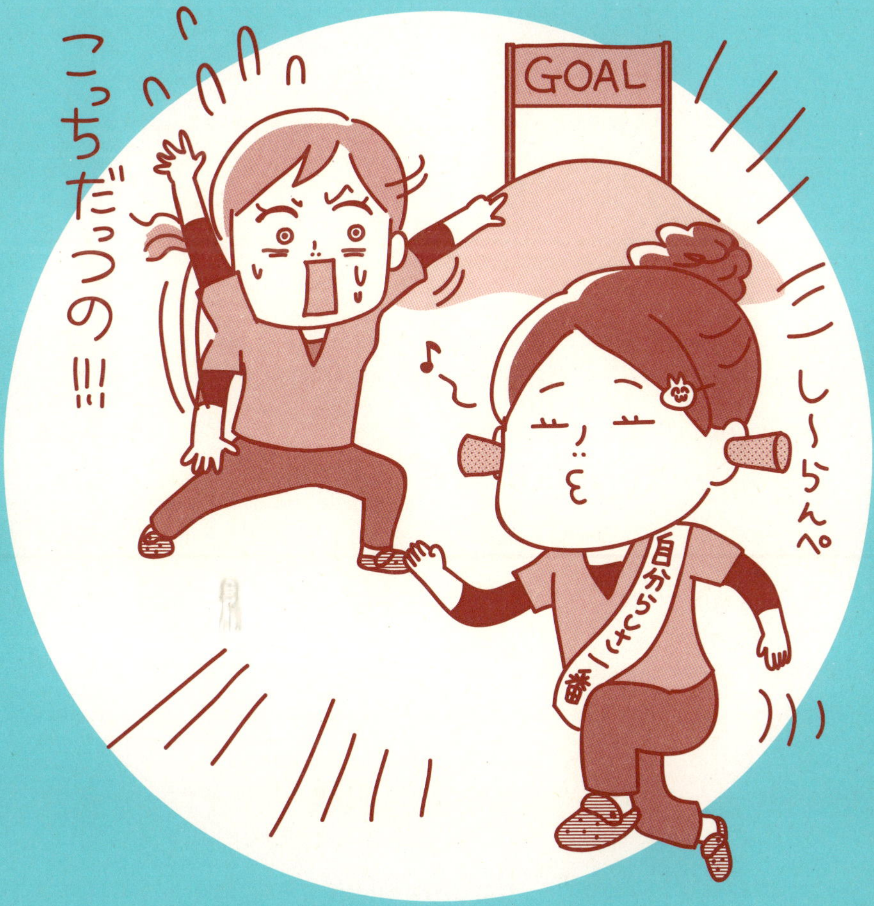
GOAL
こっちだっつの!!!
し～らんぺ
自分らしさ一番

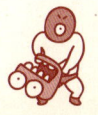

教えて！すぎもとさん!!

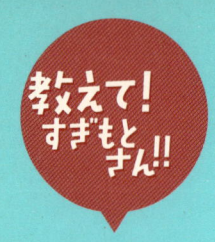

Q 院長の要求が高すぎて困ります

A 新人さんはそれなりにがんばっているし、
ゆっくりではあるけれど着実に成長していると教育担当が考えているのに、
周囲、とくに院長先生から「そんな状態では駄目」と言われるのは
よくあることです。
自分と新人さんは「できている」と感じているのに、周囲は「できていない」という
評価になる場合、その「できた」の基準が違うことになります。
そんなときは、まず「基準」を設けて、
それを院内で共有しておくことが重要です。その擦り合わせができていない、
それから「いまどのような状況なのか」が
伝わっていないと、そのようなことが起こりがちです。
お互いに「擦り合わせ」をしておくこと、
それからこまめに教育の進み具合を相談するようにします。
できれば、報告するタイミングを決めてしまいます。
新人さんの「進み具合」は、周囲の誰もが気になるものです。
みんなで「ing」を共有することで、身の丈にあった指導ができるとよいですね。

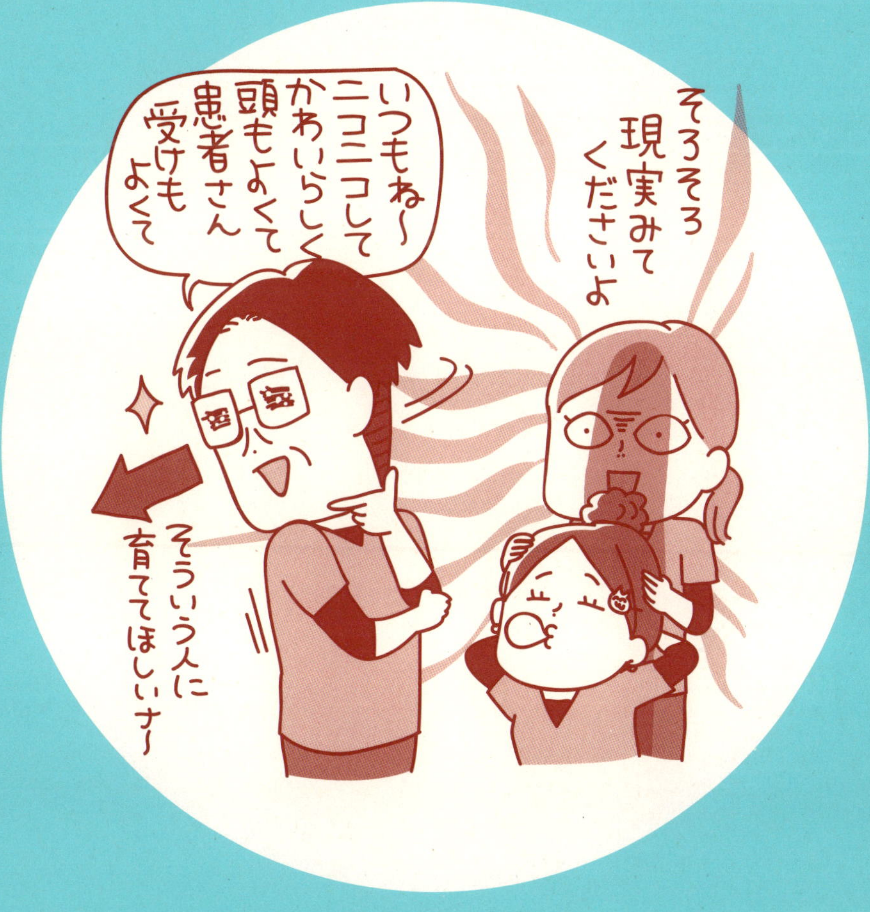

そろそろ現実みてくださいよ
いつもね~ ニコニコして かわいらしく 頭もよくて 患者さん受けも よくて
そういう人に育ててほしいナ~

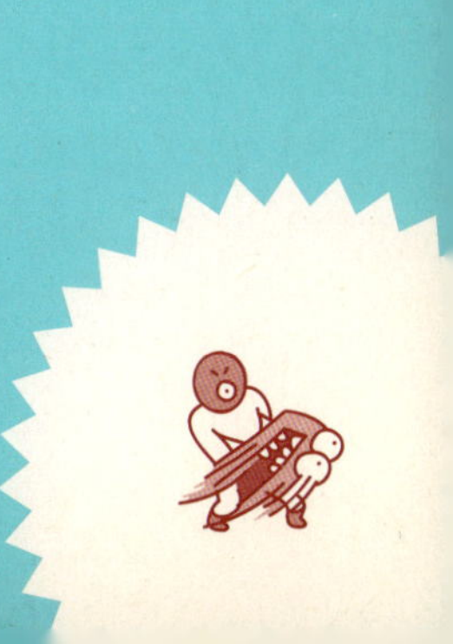

「前の医院はこうだった！」が口癖（怒

ヨソの医院で働いた経験がある人に一番ありがちなことかも！
いくら「そっちが正解かも」と思えることでも、あまり言われると人間関係がぎくしゃくしますよね。早めに「前の経験については、求められるまで口にしないこと」と院長に釘を刺してもらうしかないかも……。ぎくしゃくしてからでは、修正するのがとってもたいへんですから。

私どう
いいで

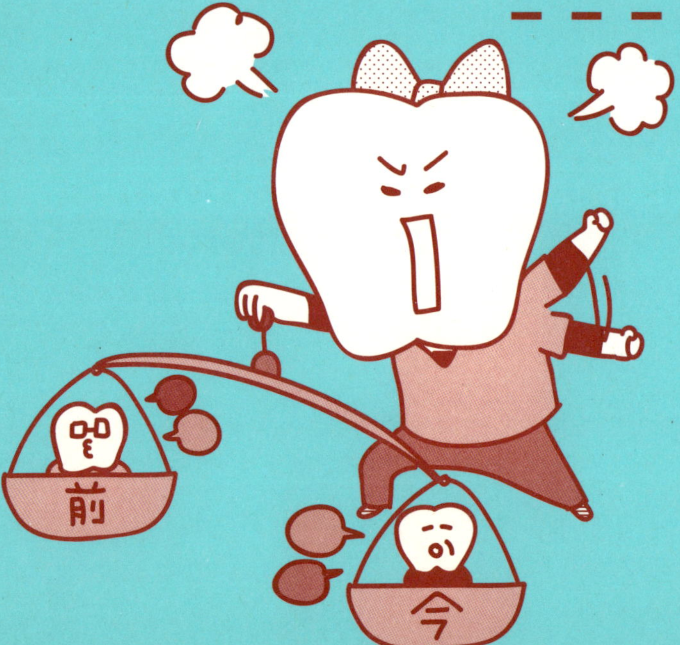

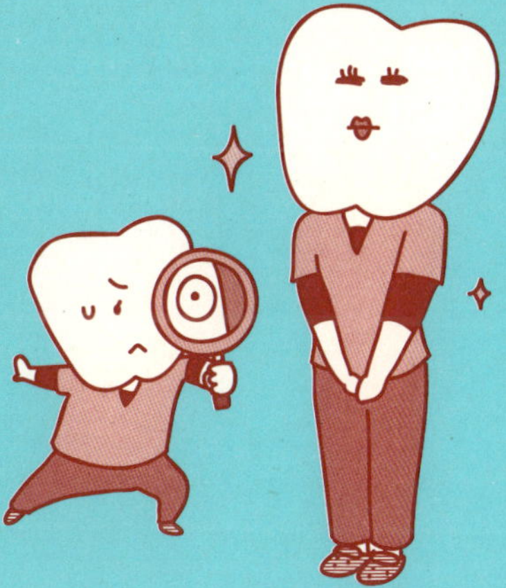

したら
すか？

ブランク長めの年上さん、どう接すればいい？

一番にすることは、「本人が何に不安を抱えているのか」を聴きとること。最新の知識？　それとも手技？　人間関係が一番不安かも……。そこがわかれば、こちらの対応も取りやすくなります！　院長に相談して一つずつ解消していきましょう。
あとは人生の先輩として、「言葉づかい」など節度をもって向き合うことが大切です。

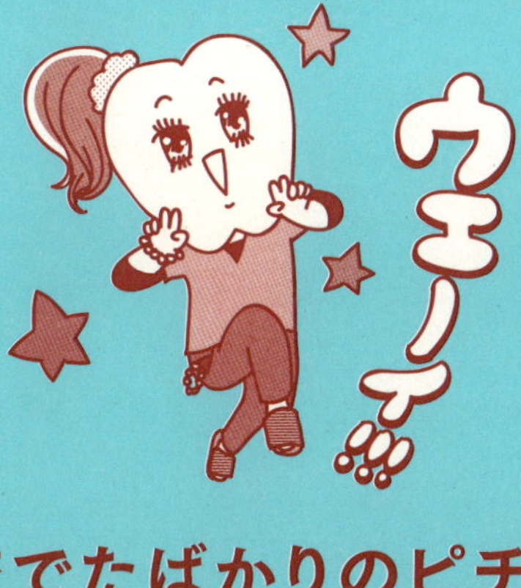

高校でたばかりのピチピチさん、違いすぎて戸惑います（泣

仕事の中身を教える前に、社会人としてどのようにふるまうべきかを教えること！
ほとんどの場合、悪気はなく、ただ「知らないだけ」です。知らないなら教えるしかないのです。
叱るときには「行動」に焦点を絞ること。あまり叱られた経験がない人が多いので注意しましょう。
たいへんだけど、愛をもっていきましょうね。

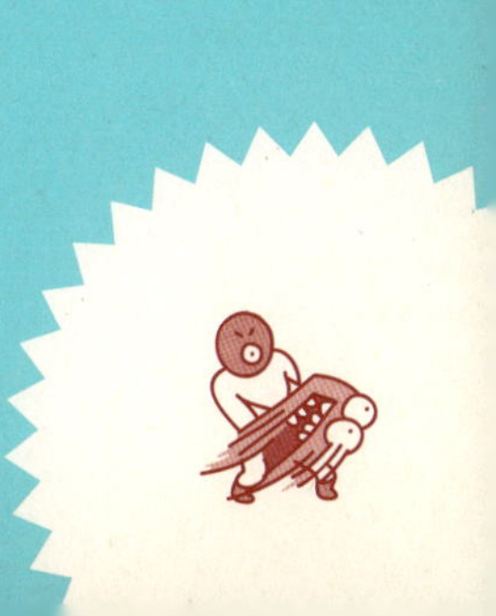

タメグチってありですか？

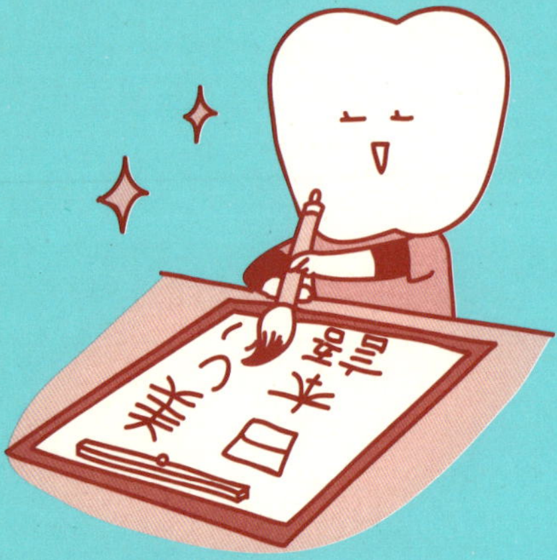

なしです！　ひそひそ声でも患者さんには意外と聞こえています。尊敬語や丁寧語は、日ごろから意識して使っていないと、「いざ」というときに出てこないものです。
スタッフ同士でも「お願いします」「ありがとうございます」から始めましょう。あ、「語尾を伸ばす」のも印象を下げますので、気をつけましょうね。

すぐに泣くんです（困

こっちはまだ半分も話していないのに、ちょっと叱ると目には涙がじわっと……。これではやはり困ってしまいますね。
涙が出てくるのは、気持ちのコップがすぐに満杯になってしまうから。叱るときには、他に人がいない静かなところを選びましょう。
あと、こちらの表情にも気をつけてみて！　自分で思っている以上に怖い顔かも。

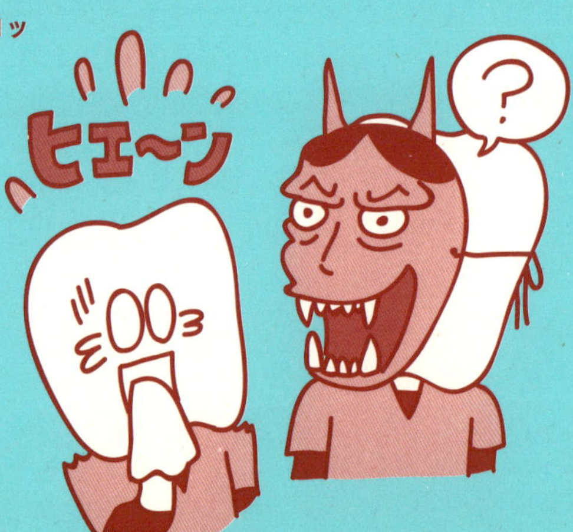

私どうしたらいいですか？

顔にすぐ出る！

先生に注意されたらすぐに「不満顔」……。横で見ているこっちがハラハラしてしまう！
ほとんどの場合、本人は無意識ですから、めんどうですがそのつど教えていくしかありません。同じような顔をして「こんな顔になっているよ」と指摘していきましょう。
表情を常に意識するのは、「対ヒト」の仕事では基本です。

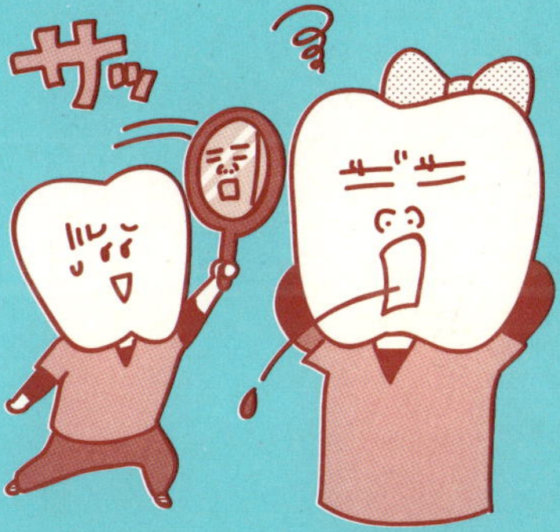

学生のときの同級生がやってきた

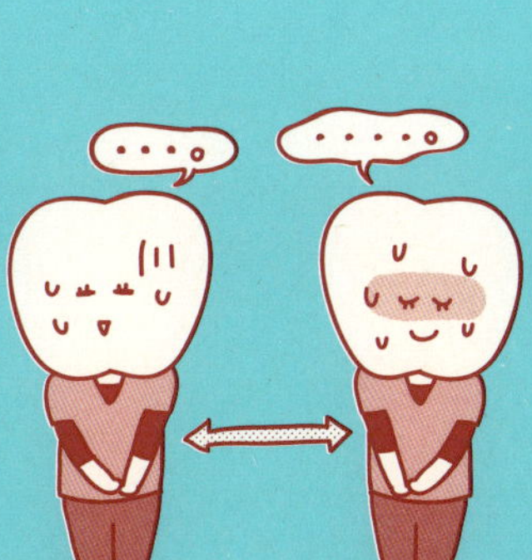

新しいスタッフがやってきた、と思ったらなんと元同級生！　すごくやりにくいですよね。これは最初にきちんとお話ししておくことが肝心です。同じ歳で元同級生でも、仕事では先輩と新人ですから、とくに言葉づかいはお互いに注意したいものです。
プライベートと仕事との境界線は、先輩からきちんとひくのが大切です。

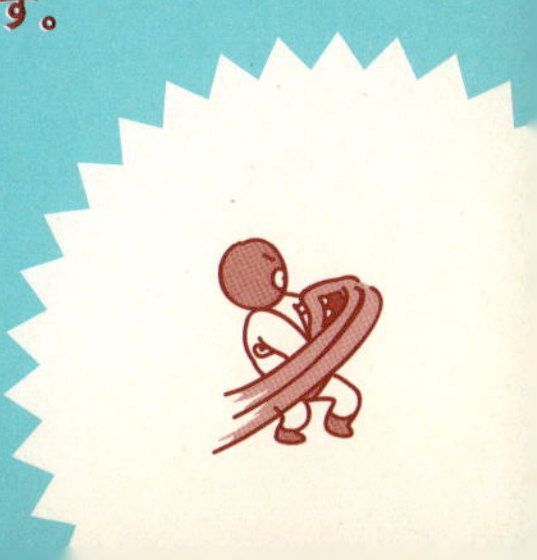

教えるひと

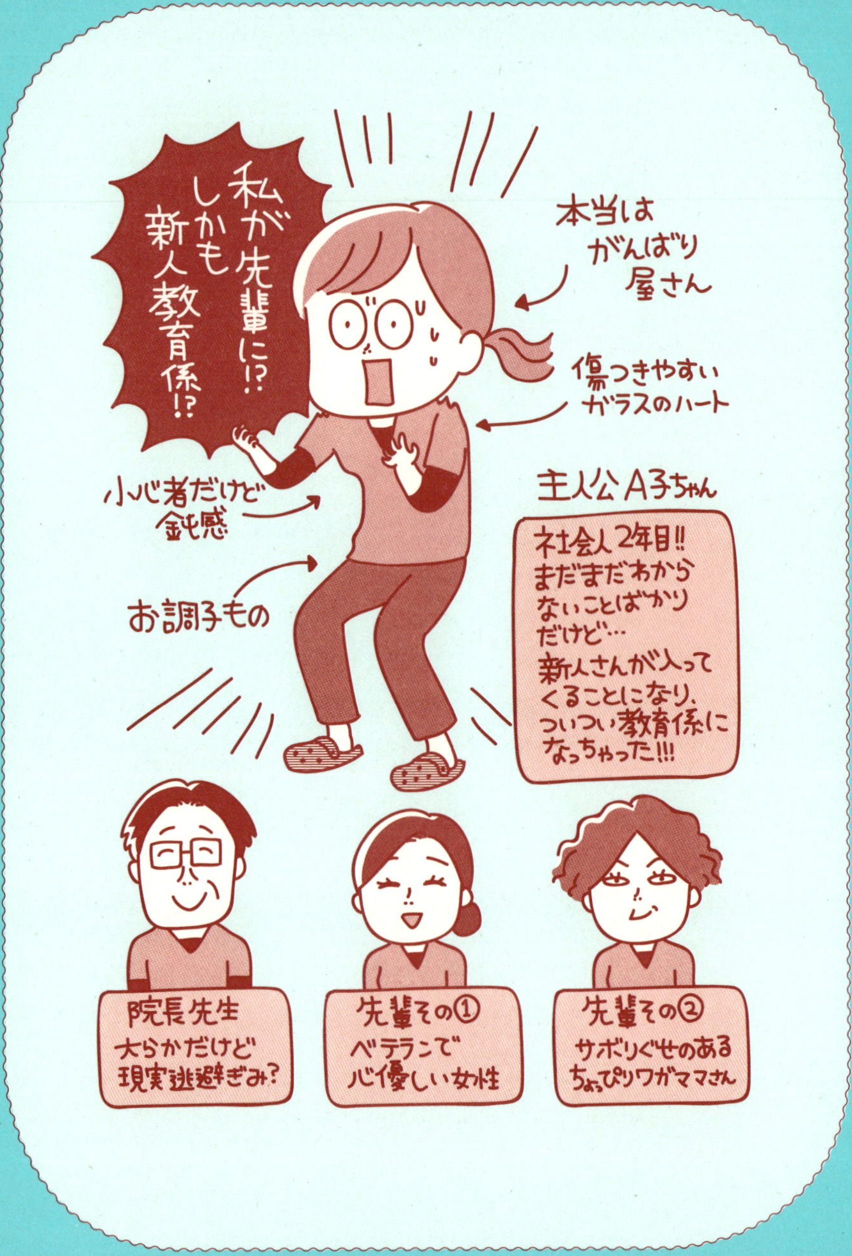
私が先輩に!?
しかも
新人教育係!?
本当は
がんばり
屋さん
傷つきやすい
ガラスのハート
小心者だけど
鈍感
お調子もの
主人公A子ちゃん
社会人2年目!!
まだまだわから
ないことばかり
だけど…
新人さんが入って
くることになり、
ついつい教育係に
なっちゃった!!!
院長先生
大らかだけど
現実逃避ぎみ?
先輩その①
ベテランで
心優しい女性
先輩その②
サボりぐせのある
ちょっぴりワガママさん

教わるひと

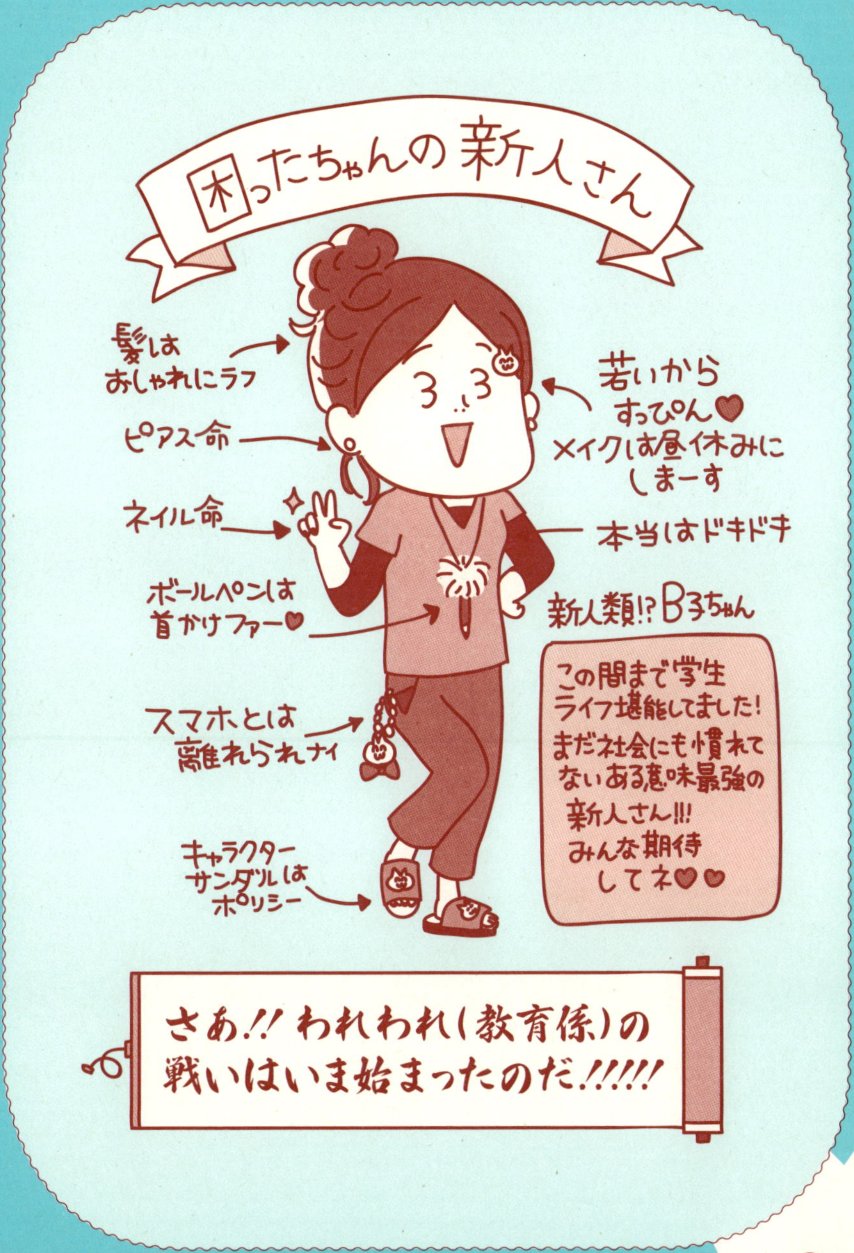
困ったちゃんの新人さん
髪は
おしゃれにラフ
ピアス命
ネイル命
ボールペンは
首かけファー♥
スマホとは
離れられナイ
キャラクター
サンダルは
ポリシー
若いから
すっぴん♥
メイクは昼休みに
しまーす
本当はドキドキ
新人類!? B子ちゃん
この間まで学生
ライフ堪能してました!
まだ社会にも慣れて
ないある意味最強の
新人さん!!!
みんな期待
してネ♥♥
さあ!! われわれ(教育係)の
戦いはいま始まったのだ!!!!!!

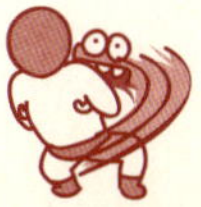

1

準備が肝心

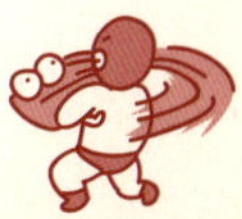

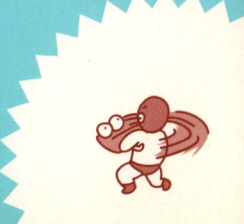

01-1

Oneself

自分の仕事を振り返るところから始めよう

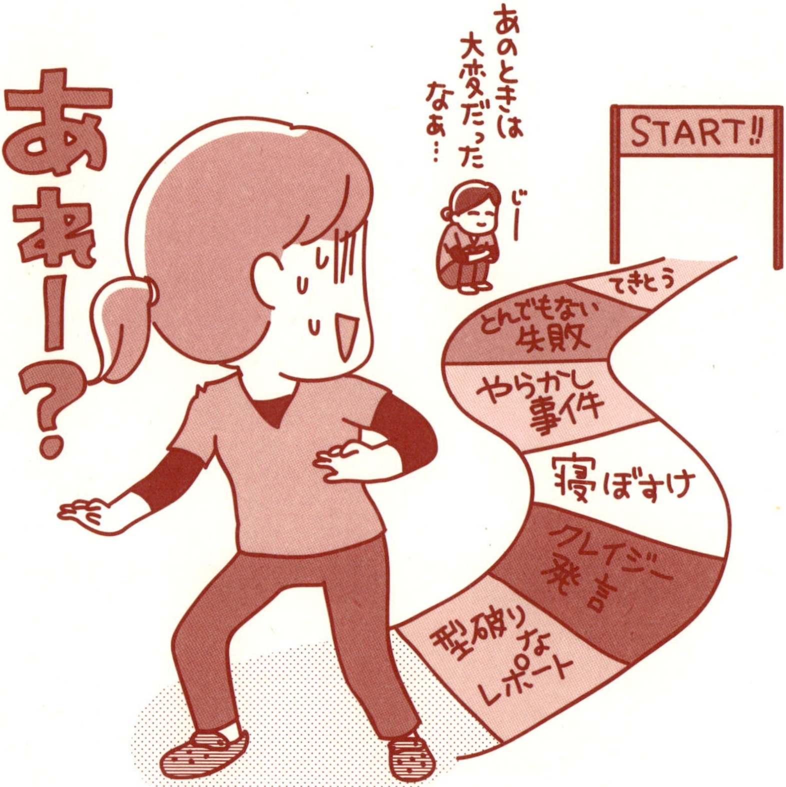

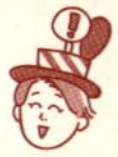

身についたスキルは自分のもの。スキルは裏切らない。

新人さんの教育担当になったら、最初にしておかないといけないことがあります。それは、「自分自身の仕事スキルを評価しておくこと」です。初めて人に教えるとき、どうしても自分の得意な分野を熱心に教えてしまい、自分では不得意な分野をあまり教えない傾向があるといわれています。

まずは客観的に自身の仕事の「いま」を評価してみましょう。簡単な表で構わないので、一覧にしてまずは自分でチェックします。歯科衛生士なら、手技のことはもちろん、知識の面もチェックします。また、コミュニケーションや準備・片づけに関するチェックも必要です。それが終わったら、必ず先輩スタッフと先生にもチェックしてもらいましょう。

自己評価は厳しめにすること。直接上の先輩の評価はどうしても甘くなりがちです。複数の人にチェックしてもらい、ちょっとしたコメントをもらうことができれば、自分の仕事のスキルが再確認できます。これはとても大切なことです。

指導を始めるまえに、自分の技量をチェックしておくことには、2つのメリットがあります。

一つは、自分の不得意なスキルを改めて確認することで、自分のトレーニングすべき分野がはっきりします。そしてもう一つは、不得意分野の教育に関しては、他の人の手助けをあらかじめ考慮した教育プログラムを作ることができます。

新人さんを評価するとき、教える側からみて「自分ができることは厳しく、自分ができていないと感じることは甘く」評価してしまうという傾向があります。

また、新人さん教育が始まる前に自身のトレーニングをできるだけしておくことも準備の一つですし、周囲に協力を求めておくことも大切になってくるといえるでしょう。

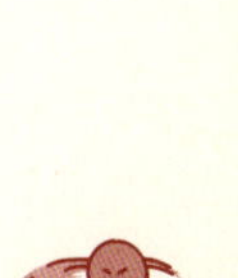

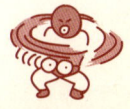

01-2

Cooperation Request

周囲に協力をお願いしておこう

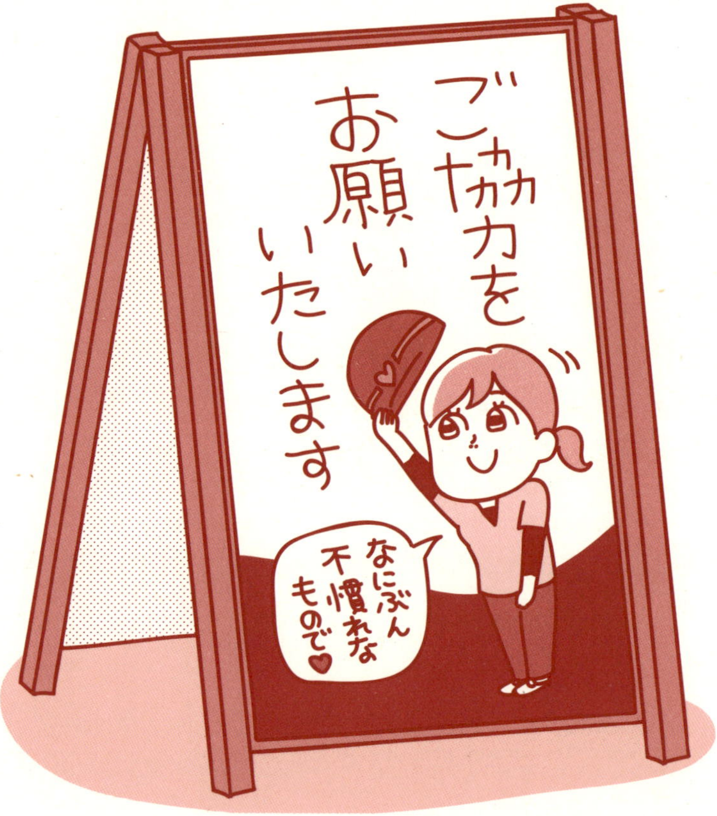
ご協力を
お願い
いたします
なにぶん
不慣れな
もので

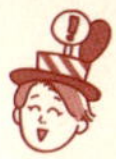

私だけがしんどいと思うときは、他の仕事への理解が足りないとき。

自分の技量チェックが終わったら、おおまかでよいので周囲に協力をお願いしておきましょう。

具体的なことは決まっていなくても、あらかじめ「お願い」をしておくことは大切です。どんなスーパーマンでも、忙しい日々の仕事のなか、1人ですべてを教えるには無理があります。

「これは受付の○○さんにお願いする」「このレクチャーは勤務医の△△先生にお願いして、私も一緒に学ぶ」というような全体を巻き込んだ教育スケジュールを組みましょう。教育係はその「コーディネート」＋「進捗状況管理」が役割だと考えて、準備をしていきましょう。

ひとくちに「新人さん」といっても、実際にはさまざまなパターンがあります。学校を出たばかりの文字どおりの「新人さん」もいるでしょう。まったくの未経験でも、社会人経験がある「新人さん」もいるはずです。別の歯科医院での経験がある人、ブランクがある人など状況はさまざまですから、必要な準備やプランもそれに応じで異なってきます。

また、一日でも早く「独り立ち」してほしいという思いから、ついついスケジュールを詰め込みがちになるかもしれません。しかし、新人さん教育は、いまいるスタッフにとっては（自分も含めて）、「新たに追加される仕事」なのです。無理なスケジュールは、新人さんだけでなく、現場全体を疲れさせてしまうことになりかねません。

現場の状況や教育にかけられる時間も考慮して、スケジュールを組みましょう。したがって、できるだけ大ざっぱなものがお勧めです。細かすぎるスケジュールだと、スケジュールそのものを守ることに振り回されてしまうことがあるからです。

新人さんの「進み具合」を医院全体で共有するようにして、定期的にスケジュールを見直すようにします。

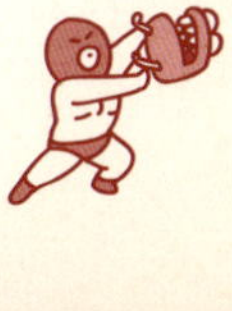

01-3

Appointment Securement

院長への報告は事前にアポイントを確保

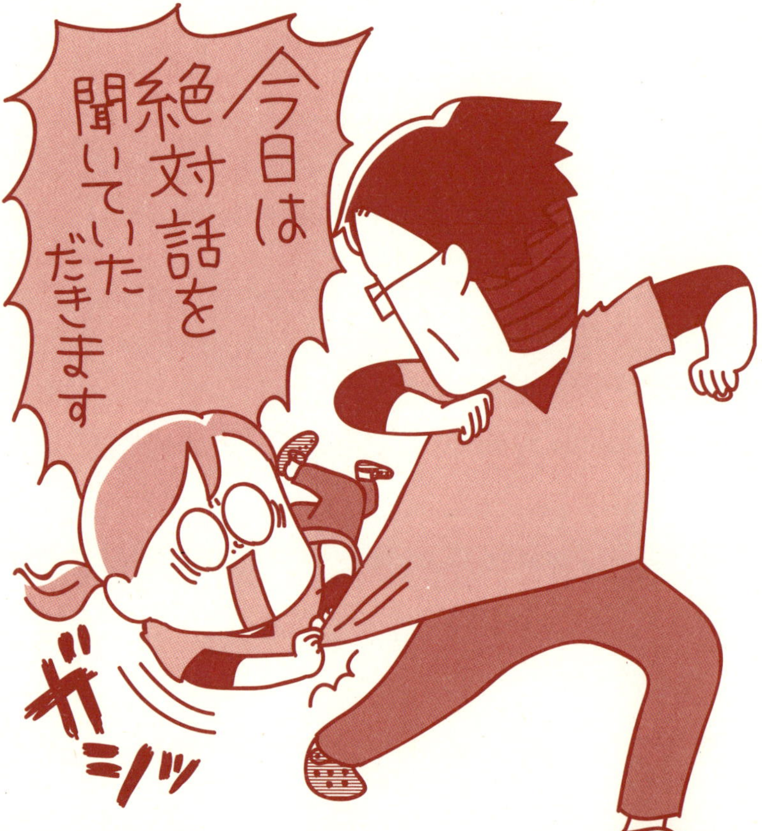

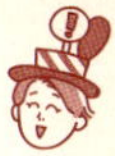

嫌でも自動的に背負うのが、歯科医院と歯科業界の看板。

新人さんの教育スケジュールを考えるときに、どのタイミングでどのように院長先生もしくは担当の先生に報告するかを、あらかじめ決めておく必要があります。

いちばんお勧めの方法は、定期的（たとえば、毎週月曜午後の診療開始10分前）に時間を確保してしまうことです。もちろん、週に一度ではなく、1ヵ月に一度でも構いません。

もっと長い時間をキープできればよいのですが、無理なスケジュールは禁物です。「大きなオペが入ったから」「今月は研修会で留守にしている時間が多いから」と、報告時間が削られたり、先延ばしにされる理由はいくらでもあるものです。

新人さん教育は待ったなしの現場ですから、ある程度長い時間をキープしようとして、結果的に「できなかった」となるよりも、短い時間でも、こまめに報告しアドバイスを受けるほうがずっと効率的ですし、教育係としての不安も少なくなります。

報告は口頭だけでは時間がかかりすぎますし、漏れも出てきますので、01-4・03-5に書いてある「チェック表」を見ながら行います。

たまに「あれができない。これもまだできない」とできないことばかりを報告してしまう人がいます。先生は新人さんの教育の過程すべてを見ているわけではありません。ほとんどの新人さんは「自分なりにがんばっている」はずですから、できていないことを報告するときは、できるだけ具体的に「何に問題があるのか」を話すようにします。自分ではわからないことについても、必ず先生に報告し指示をもらいましょう。報告する時間は、けっして「愚痴を聞いてもらう時間」ではありません。

できていないことをなげくより、「できるようになる方法」を先生と一緒に考える時間にしたいものです。

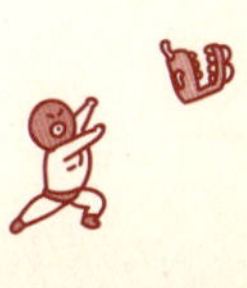

01-4

Manual/
House Rule

マニュアル・ハウスルールはありますか？

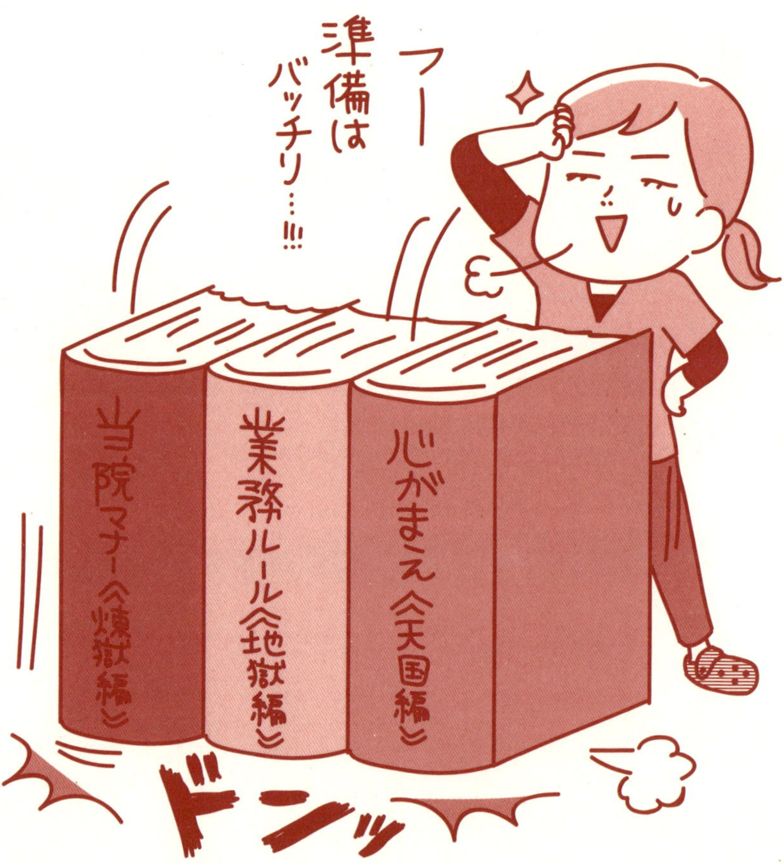

みなさんの医院には、マニュアルやハウスルールはありますか？　これが「紙」としてあるのとないのとでは、教える手間もずいぶん違ってきます。

マニュアルというのは、個々の治療の準備や後片づけ、診療介助、その他に朝の準備や夜の片づけ、掃除、また消毒・滅菌といった「診療室内のアシスタント業務」についてだけでなく、受付業務、カルテの取り扱い、サブカルテ作成や患者応対なども含まれます。物品や器械類の取り扱いや発注業務、管理、また歯科衛生士業務についての個々のマニュアルも必要です。

ハウスルールというのは、「うちの医院での決まりごと」です。マニュアルとは少し異なります。

- うちの医院で働くうえでの心がまえ（医院の理念といってもよいでしょう）
- 必ず守らなければならないこと（身だしなみや挨拶、返事などの社会人・医療人としての基本）
- 業務上のルール（休暇申請や急患応対などのルール）
- 学習・研修についてのルール

などが挙げられます。ハウスルールとは、仕事を覚える「前段階」のようなもので、なおかつとても重要なものです。

それぞれの「チェック表」も必要です。項目ごとに「教えた日付・教えた人の名前」「できた日」をチェックして、スタッフ全員が見られるところに掲示するためです。2部作って新人さんにも渡します。

「どうしよう。うちには何もない！　なのに明日新人さんが来てしまう！」という状況のところは、まずはチェック表だけでもよいので、準備しておきましょう。

作ったあとは、必ず院長のチェックを受けてくださいね。

01-5

Reality Shock

リアリティショック!

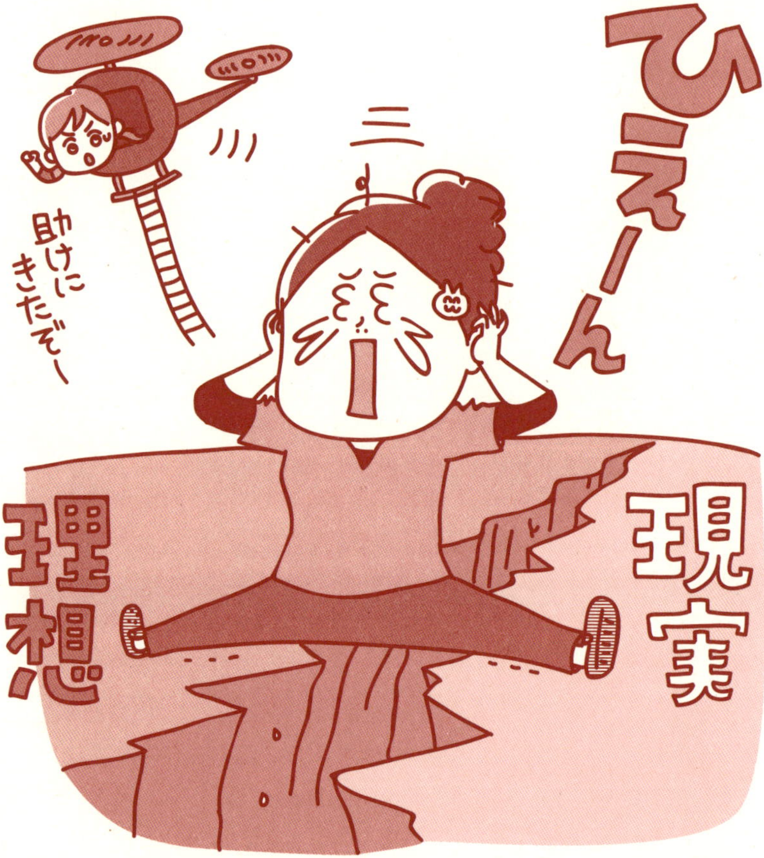

新人さんはどんな人も不安を抱えて入職してきます。教育係になったら、自分が新人だったときの気持ちを思い出してみましょう。

歯科医院は、その数だけ「考え方」や「やり方」が違います。いくら学校で基礎的なことを学んでいても、また他の医院で経験があったとしても、「自分の知っていることがほとんど役に立たない」という現実に押し潰されそうになるものです。

まったくの未経験者ならなおさらですね。これは「リアリティショック」と呼ばれる現象です。

- 自分の知識・技術・経験が役に立たないことによる不安
- 自分だけができないという焦りと孤独
- 理想とのギャップ
- 精神的・肉体的疲労

きっと、この本を読んでいるみなさんも経験したはずです。実際には、このショックから自力で立ち上がっていくことが重要なのですが、だからといって、ほったらかしにしてしまっては、あっという間に「辞めさせてください。私には無理です（号泣）」という状況に陥ってしまう心配があります。細切れでもよいので、できるだけ話をする時間を確保しましょう。

「もの覚えが悪い」「不器用で同じことを何回させてもなかなかできない」「すぐに泣く」といった新人さんであれば、教育係も周囲も注意して、話をする時間を確保すると思います。しかし、「よそでのキャリアがある」「意外に飲み込みが早い」新人さんの場合は安心してしまい、相談する時間をそれほど確保しなくなりがちになります。それではよくありません。

どんな新人さんにもリアリティショックがあることを忘れずに、よき相談相手になれるよう意識してサポートしていきましょう。

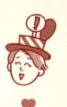

2

新人さんがやってきた！

02-1

Production

出会いは「演出」

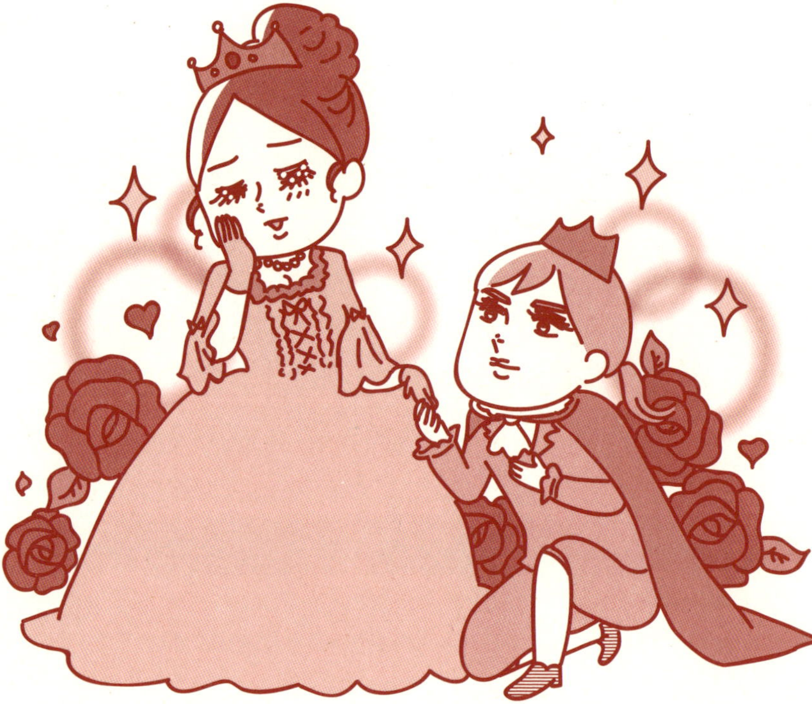

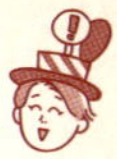

「やっとうちにも新人さんがやってくることになった!」

「どんな人だろう？　うまくやっていけるかしら？」

大事なのは第一印象です。こちらからきちんと挨拶しましょう。忙しい仕事の合間に院長に呼び止められた状態での挨拶になるかもしれませんが、まずはきちんと相手に向き合います。しっかりと笑顔でアイコンタクトをとります。

「初めまして。歯科衛生士（歯科アシスタント・受付）の○○です。よろしくお願いします」と言って、お辞儀をします。角度は30度ぐらいがちょうどよいでしょう。

最初が肝心ですから、あまりフランクな「よろしく!」「がんばって!」という挨拶は避けておきましょう。言葉だけでなく、アイコンタクトときちんとしたお辞儀がセットで完全な挨拶になります。

新人さんは、大抵緊張で口もきけないような状況になっているはずです。緊張をほぐすためにも、こちらから挨拶しましょう。

そして、次に仕事から離れたプライベートな話題で話しかけてみましょう。このときに重要なのは、まず「私は□□なの。△△さんは？」といったようにこちらから話すことです。たとえば、「私は□□から車で通勤しているのだけれど、△△さんは？」という感じです。

よく緊張をほぐそうと話しかけるときに、質問ばかりしてしまう人がいます。「どこに住んでいるの？」「学校はどこ？」「車の免許はもっているの？」。これでは、相手はいきなり心を閉ざしてしまうことにもなりかねません。

先に自分のことから話すのは、「あなたを受け入れる用意があります」というメッセージです。最初の段階で「信頼関係の土台」を作っておくと、あとがスムーズに進みます。ぜひ意識してみてくださいね。

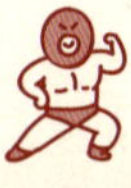

02-2

The First 1 Month

最初の1ヵ月！

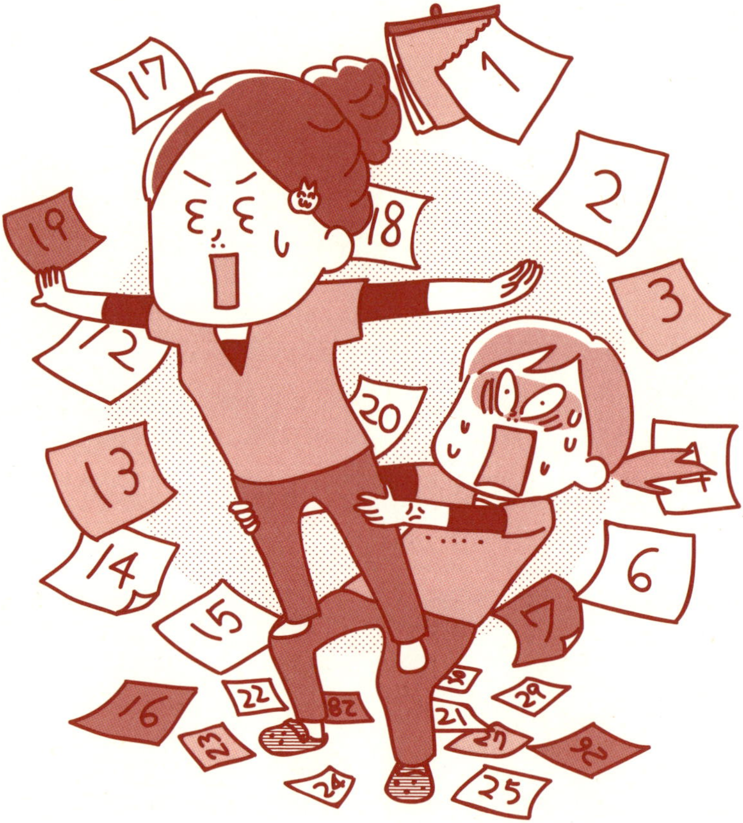

ほとんどの歯科医院は、ぎりぎり最低限のスタッフ数で仕事をしています。人員にある程度余裕があるときは、みんなが新人さんをゆったりとした視線で温かく見守ることができますが、そうはいかない「猫の手も借りたい状況」で新人さんを迎えることもあるでしょう。

どのような状況にしろ、「最初の1ヵ月」は次の3つをまず徹底してほしいと思います。

- 勉強の方法を教える
- 医院ルールを覚え、実行する
- 患者さんの顔を覚える（挨拶）

まずは、勉強の方法について再度確認しておく必要があります。メモのとり方や確認の方法は、最初に教えて徹底しておきます。自己流に任せていては、思うように仕事を覚えてもらえないからです。

次に重要でかつ大変なものが、医院のルールをしっかり覚えて実行してもらうことです。ここで覚えてもらうのは「ハウスルール」＋「クリンネス（朝の準備や午後の片づけ＋消毒・滅菌）」＋「物の配置」です。

これらをハウスルールとマニュアルに沿って教えていきます。準備する時間がなければ簡単なものでも構いません。

01-4にも書いたように、チェック表は必ず作ってください。周囲にも「いまの状況」をわかるようにしておくことが、短期間でルールをしっかりと身につけてもらううえで重要なことだからです。

最後は「患者さんの顔を覚えてもらう」ことです。1ヵ月あれば、治療で来院する患者さんはだいたい一回りします。患者さんにも紹介し、新人さんの顔と名前を知ってもらうようにしましょう。スキルアップのための練習は、これらの進捗状況をみながら進めていきます。

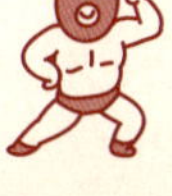

02-3

Target

半年後の目標をまず立ててから

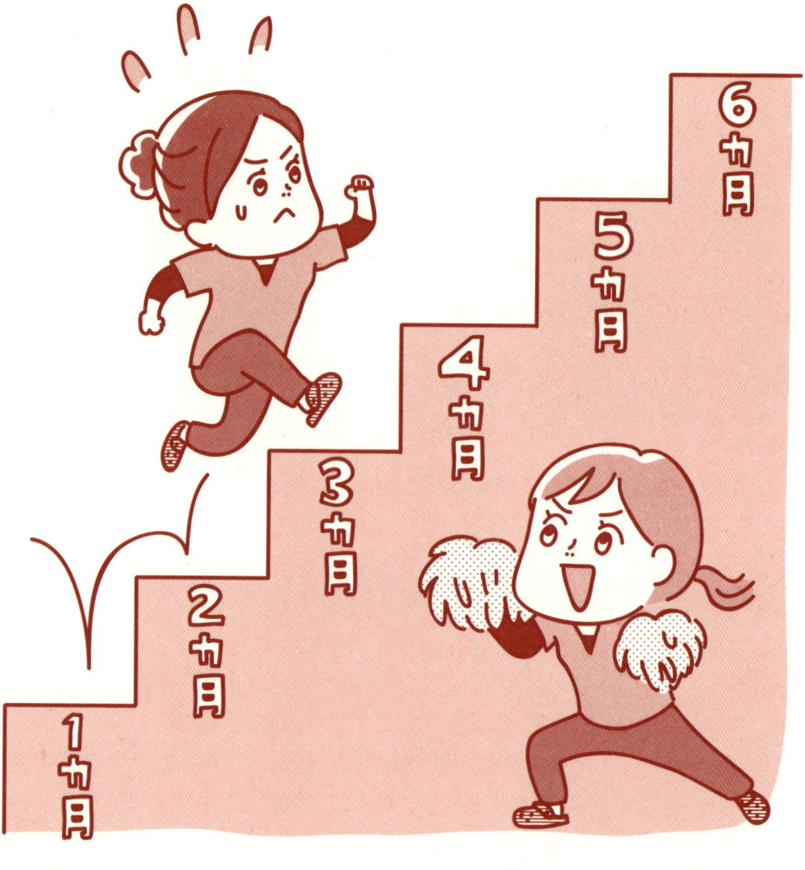

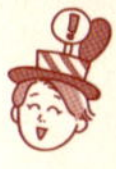

新人さんの職種にもよりますが、まずは院長先生に相談のうえで、「半年後こうなっていてほしい」という目標を2つ立てておきます。

一つは「最低限ここまではできるようになっておいてほしい」ライン。そしてもう一つは「できればここまで到達しておいてほしい」ラインです。半年後の目標は職種だけでなく、キャリアによっても違ってきますので、まずはそれについて院長先生と相談しましょう。

半年後の「仮のゴール」が決まったら、細かく月ごとの目標を設定して、研修のための時間をとる必要があれば、それについても予定を組んでおきましょう。

半年というと長いようですが、実際に教える時間や練習してもらう時間は、それほどとれないものです。診察が忙しい時期や長期の休みなども考えると、「1ヵ月でだいたいやらなければならないこと、覚えてもらわなければならないこと」の目安ができますし、教えるほうも「しっかり準備をしておかないと大変」であることが、改めてわかると思います。

この半年間のスケジュールは、簡単なもので構いません。進み具合と理解の度合いには個人差があるので、新人さんによってはしょっちゅう目標の設定を変更しなくてはならないからです。

おおまかなスケジュールができたら、新人さんに今後のスケジュールについて説明します。できるだけ具体的な目標があれば、話をしやすいですし、イメージもしやすいでしょう。

半年間のスケジュールは、チェック表と同じように、スタッフ全員が見ることができるところに掲示しておきます。新人さんの教育がどこまで進んでいるのか、どこが遅れているのかを全員で共有することは大切なことです。それらをクリアにすることで、周囲も手助けしやすくなるからです。

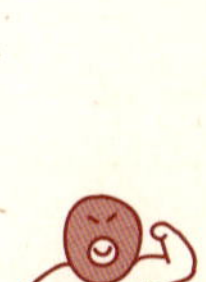

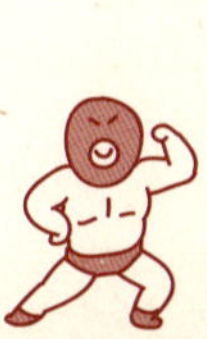

02-4

At The Timing
of a Report

ほう・れん・そうの
タイミング

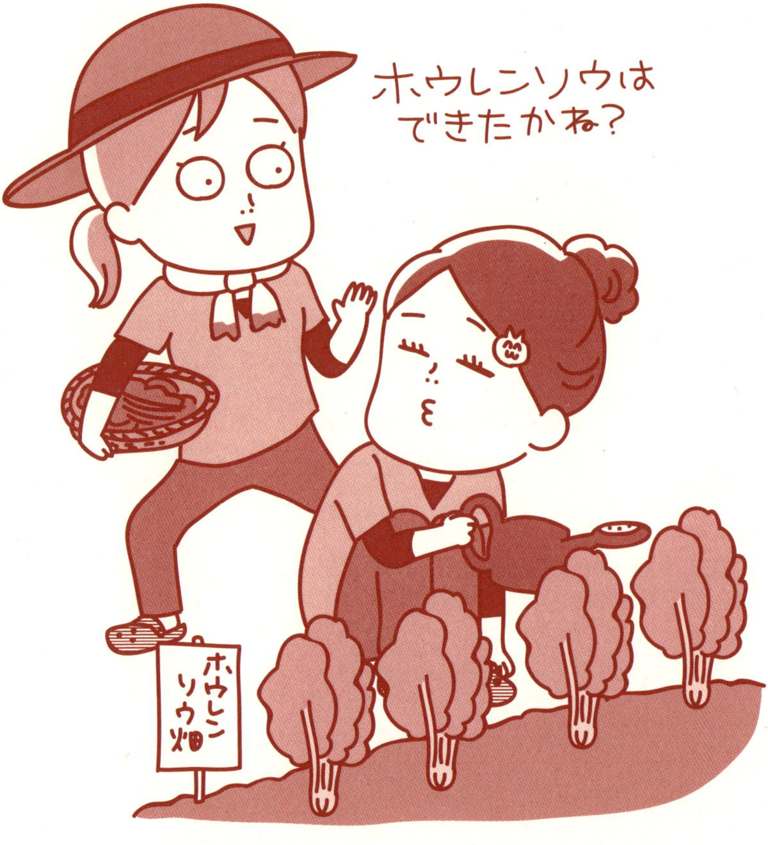
ホウレンソウは
できたかね?
ホウレンソウ畑

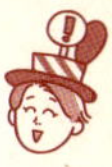

「教育係」になっても、実際には新人さんにつきっきりで教えられるわけではありません。普段の自分の仕事はそのままあるはずです。

「この間話したことをどこまで理解しているのか確認する時間が欲しい」「宿題のレポートが提出されていないようだけれどどうしたのかしら？」と思っていても、ついつい忙しさに流されてしまうことが多いかもしれません。

本来であれば、「ほう・れん・そう」は新人さんのほうからアプローチするものです。こちらが黙っていても、宿題はきちんと出して当然ですし、心配なことやわからないことがあれば相談してくるのが当たり前です。

しかし、実際にはいつまで経っても何も言ってこないことが多かったりします。そんなとき、「いつ言ってくるのだろう」と待ちくたびれて、最終的に爆発してしまっては、ストレスになるだけです。

新人さん教育はまったなし。時間はできるだけコンパクトに進めたいものです。

そこで、「ほう・れん・そう」のタイミングは最初に決めてしまいましょう。最初のうちは、毎日の診療のどこかの時間を新人さんのために割きます。時間は5～10分で構いません。

「どこかわからないところはありますか」「聴いておきたいことはありますか」「心配なことはないですか」といった声かけをこちらから行います。1ヵ月が過ぎたらこちらからの声かけは、1週間に1回程度にしても構いません。

その際、「何かあったら、自分から必ず報告してね」という一言を添えておきましょう。新人さんに大切なのは「自分のことを気にかけてくれている人の存在」です。ちょっとした声かけがあれば、わからないことに直面したときに相談しやすいものです。

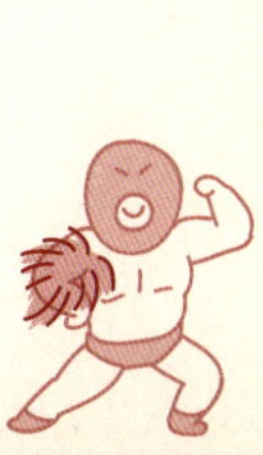

02-5

Target Correction

目標は定期的に修正していこう

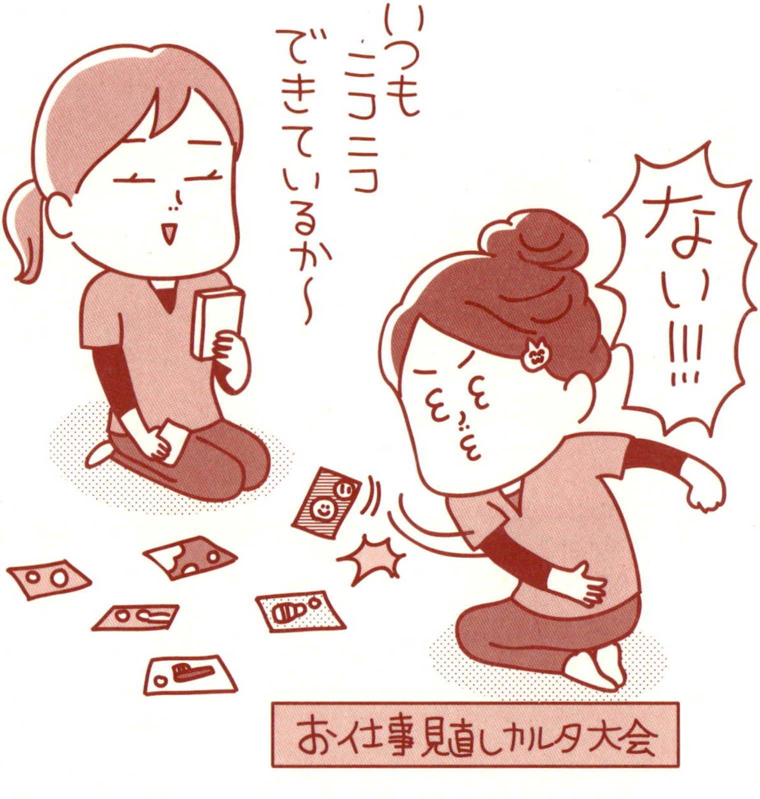

いつもニコニコできているか〜
ない!!!
お仕事見直しカルタ大会

できるだけ準備をして新人さんを迎え入れられたとしても、計画どおりに教育が進むことは稀です。

なぜなら、人によって理解度が違いますし、やる気も違ってくるからです。学校を出たばかりの人と、他院での勤務経験がある人では、周囲の期待するレベルが違ってくるのは当然です。

最初に計画したとおりに進んでいるかどうか、また遅れがあるのであれば、それがどの分野なのかは、毎月月末にチェックします。ほぼ計画どおりに進んでいればよいのですが、そうでないときには目標や進め方を修正していかなくてはなりません。

まずは、どの分野の何が「予定よりも遅れているか」を確認します。次に、「なぜ遅れているのか」の原因を探します。

- 知識・理解の問題
- 記憶力の問題
- 練習量の問題
- 練習方法の問題

いろいろな原因があるはずです。なかには、「提出された宿題のレベルが低すぎて先に進めない」こともあるかもしれません。頭を抱えたくなるかもしれませんが、「なぜできないのか」という原因から考えていくしかありません。

単純に「やる気の問題」と片づけて叱ったところで、問題は解決しません。宿題のレベルがこちらの思いとはかけ離れているときには、宿題を出された側が、その「できあがりのゴール」をイメージできていないこと、宿題の「ねらい」（この学習を通じて何を学んでほしいのか）を理解できていないことがほとんどです。

反対に、「思ったよりも進んでいる！」ときもあるかもしれません。そのときも修正しますが、あまり無理をしない程度に留めておきましょう。

3

教え方にもコツがある

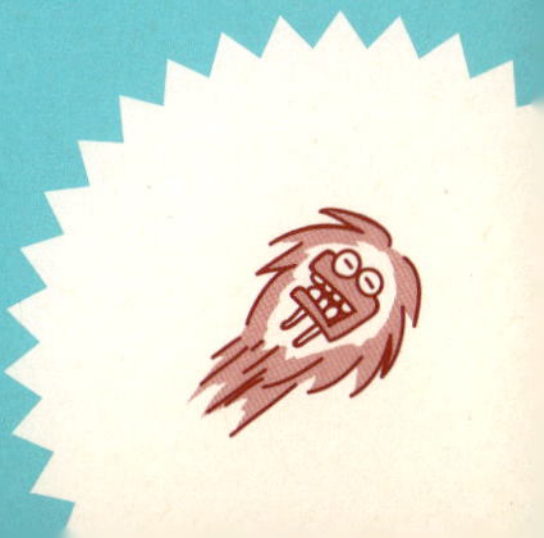

03-1
Seen and Learned

デキル子の見学方法

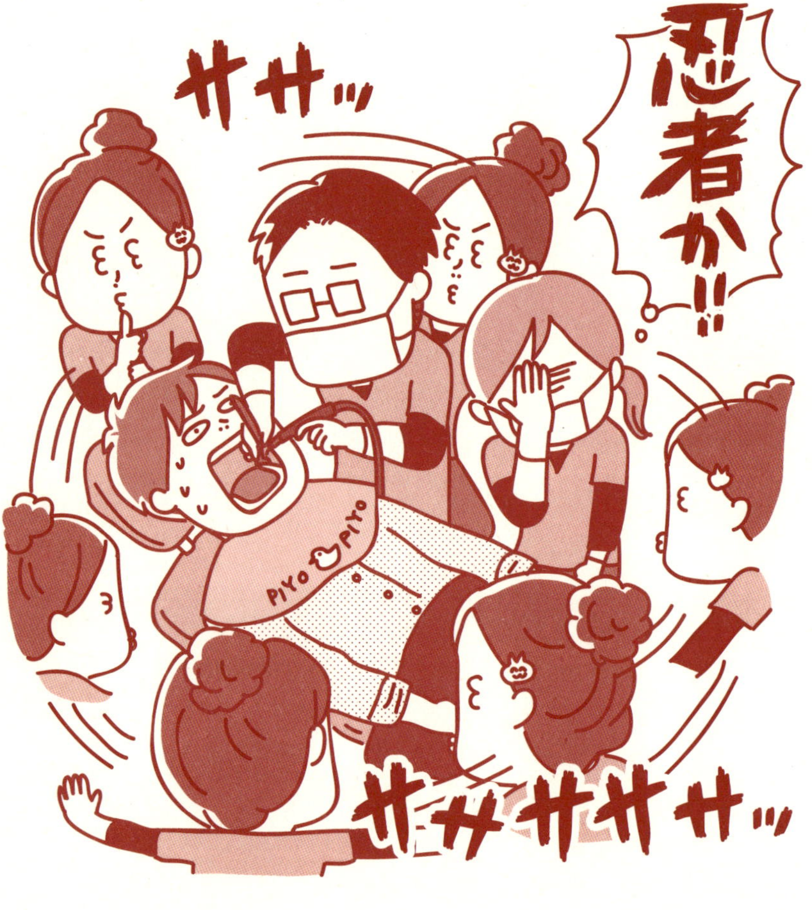

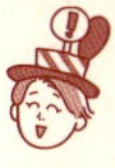

仕事が忙しいと、どうしても新人さんがほったらかしになる時間ができてしまいます。

「先生がいまからオペに入るから、ここで見ておいて！」「はい」

そのように言っておいてしばらく放置していたら、本当にボーッと突っ立って見ていただけだった！「確かに見ておいてとは言ったけれど、あの位置では何も見えないし、いったい何を考えているの？」とイライラすることもあるかもしれません。

たしかに「見ておいて」と話しただけでしっかり見学学習できる人もいますが、それほど多くありません。「見ておいて」と言っただけでは、実際何をどうすればよいのかわからない人のほうが多いのです。

「どこを見るのか」「どんな心がまえで見るのか」をできるだけセットにして伝えるようにしましょう。

「いまから、先生がオペに入ります。ですから、今日はアシスタントによる器具の手渡しのタイミングや、返事のタイミングを中心に見学してください。先生に負担のかからないスムーズなアシスタントのコツを考えながら、見て気づいたことは必ずメモしてあとで見せてください」

このように話しておけば、おそらく先生のオペをただ遠巻きにボーッと眺めているといったことは防げるはずです。もう少しできるようになれば、「いまから、○○を見てもらいます。どこにポイントを絞って見ますか？」といったように、自分で「見るべきポイント」について考えてもらうようにします。

それから、あとで「どうでしたか？」と新人さんがどこをどのように見て、何を考えたかを話してもらうようにします。勘違いなどは必ずその段階で修正しておきます。

最初のうちに「デキル見学」を習得してもらうのが肝心ですよ。

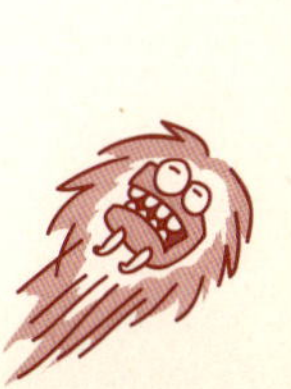

03-2

Checking Function

メモを
チェックせよ

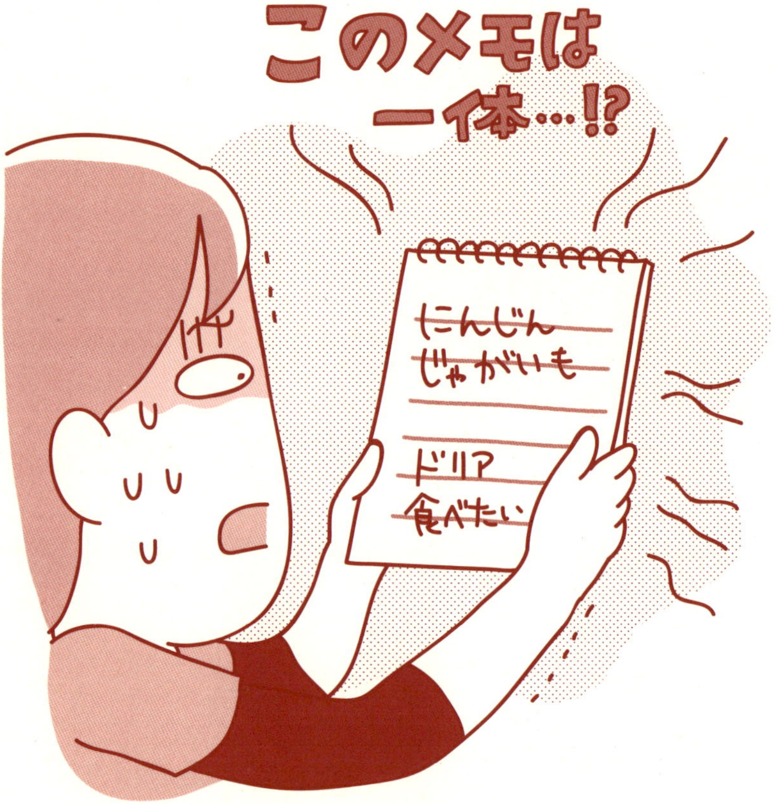
このメモは
一体…!?
にんじん
じゃがいも
ドリア
食べたい

仕事を教えるときに、メモをとってもらうと思います。その際、「メモ」の中身をチェックしたことはありますか？　おそらくチェックしたことはないと思います。

同じ「メモをとる」という行為でも、実際には人によって中身がまるで違います。昨日教えたばかりの○○の用意、ちゃんとメモをとっていたはずなのにやらせてみたらちっともできていない……。そのような経験はありませんか？

理由は「きちんと」メモができていなかったからですね。もしくは記憶だけを頼りに用意したから漏れが出るのです。メモさえしっかりとっておけば、頭で覚えていなくてもメモを振り返ることで用意できるはずです。時々でよいので、メモをチェックしましょう。

メモに記入してあることは「本人が必要だと思った内容」です。メモを見れば、理解の度合いがわかります。また、書き漏れているところは「聞いていなかった」「重要だと思わなかった」「なんのことかわからなかった」ところともいえます。

チェックしてみると、メモのとり方そのものがわかっていない場合があります。また、「メモしてくださいね」と伝えても、“ちっともメモをとっていない！”こともあります。そんなときは、そのつどフォローするしかありません。

「メモをとる」ことに慣れていないケースもあるでしょうし、「とったメモを後で活用したことがない」＝「メモの意味がわかっていない」ケースもあるでしょう。

メモは書きっぱなしではなく、あとでまとめて「自分が使えるようにする」ことで、初めて活きてきます。マニュアルがある場合は、あらかじめそれをコピーして手渡ししておきます。それに直接書き込めば、メモが苦手なスタッフでも漏れが少なくなります。

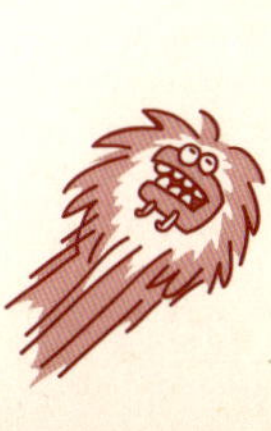

03-3

Flow of Work

流れを教える

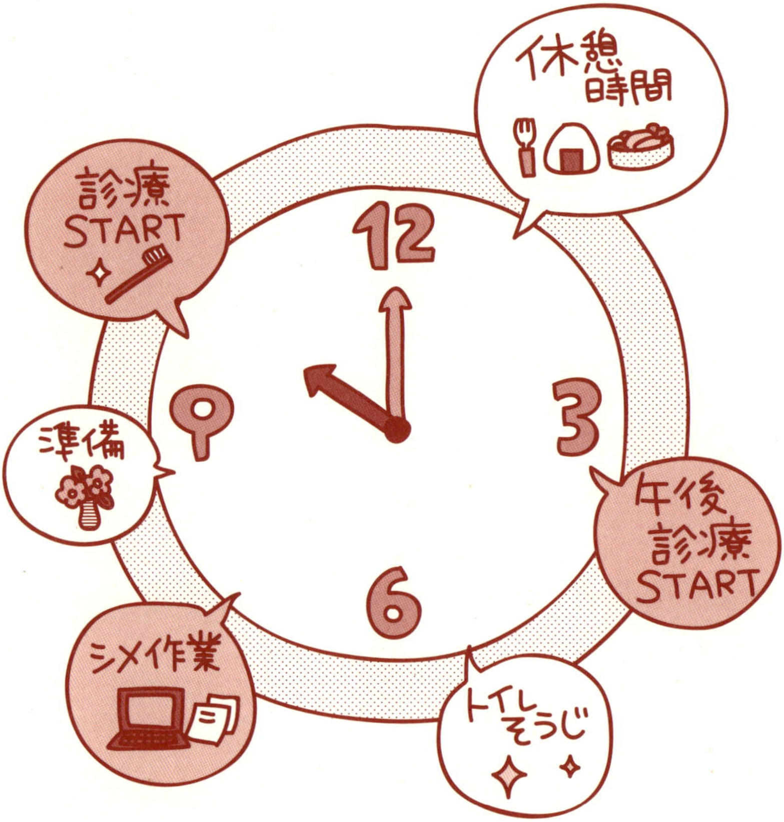
休憩時間
診療START
12
3
6
9
準備
午後診療START
シメ作業
トイレそうじ

歯科医院の仕事には決まった「流れ」があります。流れには種類がいくつかありますが、それらをしっかりつかんでおくのは、仕事を早く覚えるために必要なことです。

- 1日の流れ（朝の準備～午前診～片づけ～昼休み～午後診準備～午後診～夜の片づけ）
- 患者さんの流れ（診療室：準備～導入～診療～説明～片づけ～消毒・滅菌　受付：来院～受付／カルテ準備～申し送り～〔診療〕～カルテ入力～会計と次回予約～アポ記入・日計表～お見送り）
- 患者さんの治療の流れ（初診～問診〔医療面接〕～検査～治療計画～治療～メインテナンス）
- 一つ一つの治療の流れ（例1：CR充塡の処置の流れ、例2：歯内療法から補綴治療に至るまでの流れ、例3：総義歯新製の流れ）
- 1ヵ月の流れ
- 1年の流れ

最初のうちは、一つ一つ教わることで精いっぱいで、毎日があっという間にすぎていくものです。「流れ」がわからないというのが、新人さんの最も大きな特徴でもあります。まずは、「1日の流れ」と「患者さんの流れ」からしっかり教えていきましょう。

流れをつかむことができて、初めて「予測する」ことができるようになります。私たちの仕事の要は、この「予測して動く」にあるといってもよいでしょう。

たとえば、器具を滅菌器や洗浄器にかけるタイミング一つとっても、流れを予測することでアポイント表を見ながら準備したり、場合によってはいつも午後にやる事務作業を早めに済ませておいたりすると思います。「なぜいまこのタイミングで滅菌器にかけるのか」「なぜいまこの作業を行うのか」という理由を説明することで、「流れをつかむこと」の大切さをわかってもらいましょう。

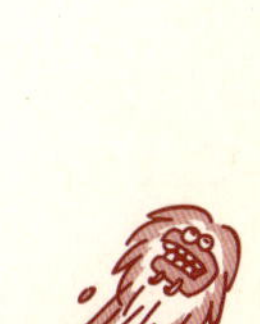

03-4

Preparation

予習8割

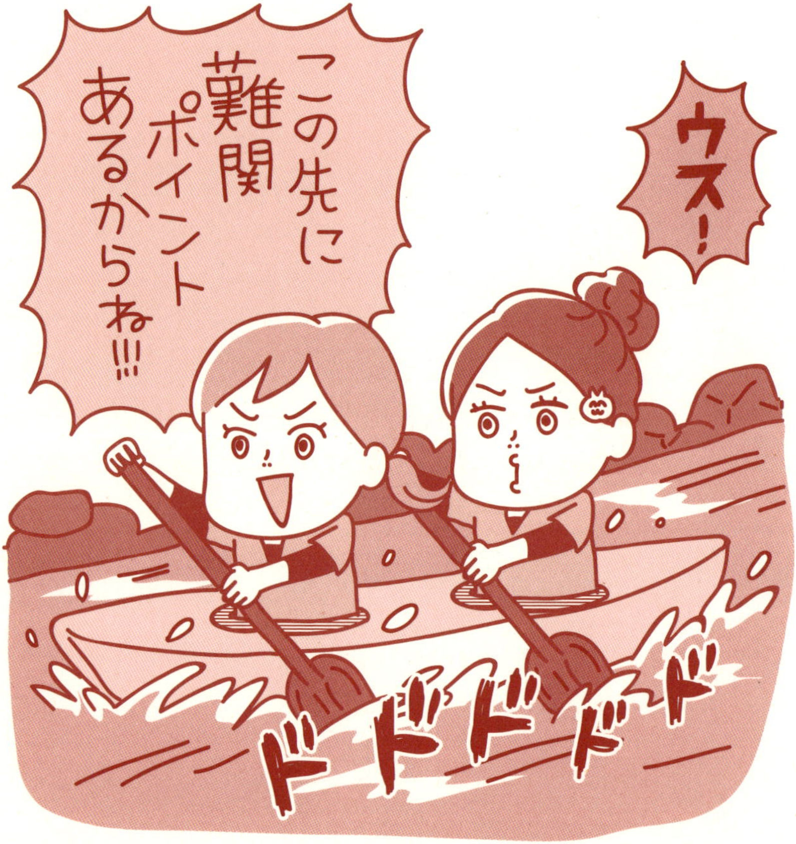
この先に難関ポイントあるからね!!!
ウス!
ドドドドド

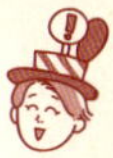

わからない言葉はとにかく「検索」してみるべし！

午前診の前と午後診の前にちょっとした時間を作って、新人さんと一緒に今日の予定を確認するようにしましょう。

03-3にも書きましたが、新人さんは仕事の流れを理解していないことがほとんどです。どう流れるかわからない激流に放り込まれるよりは、行く先がぼんやりとでもわかっている激流のほうがまだ心がまえもできるというものです。

実際にアポイント帳を見ながら、先輩が解説していきます。消毒や準備のこと、それから今日予定されている処置についても説明します。たとえば、「今日のこの時間には○○の処置が予定されているので、この間説明した用意するものを前もって確認しておいてね」と言っておくのです。

できるだけ先輩サイドで「今日新人さんに学んでもらう仕事」を決めてしまいましょう。

手あたり次第、行き当たりばったりで教えるのでは、新人さんも混乱しますし、効率も悪くなります。治療の内容によっては、そうそうしょっちゅうないものもあります。毎日のように行うものは、「この治療はこの間も見てもらったけれど、この部位のアシスタント業務はコツがあるから」という焦点を絞った説明でもよいでしょう。

新人さんの学び具合によって、こちらで割り振りして指示するのです。できるだけ順を追って、仕事を覚えてもらうようにします。

ある程度仕事が理解できたら、新人さんにも「今日のメイン」を考えてもらうようにします。自分が苦手なところがわかるようになってくれば、戦力としてあと少しということになりますね。もちろん、「プチ復習」もお忘れなく。

今日の確認はできるだけ今日のうちに。ちょこちょことこまめに確認する作業も忘れないようにしましょう。

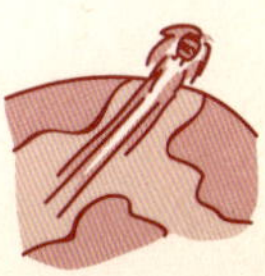

03-5

Checklist

オリジナル項目別チェック表

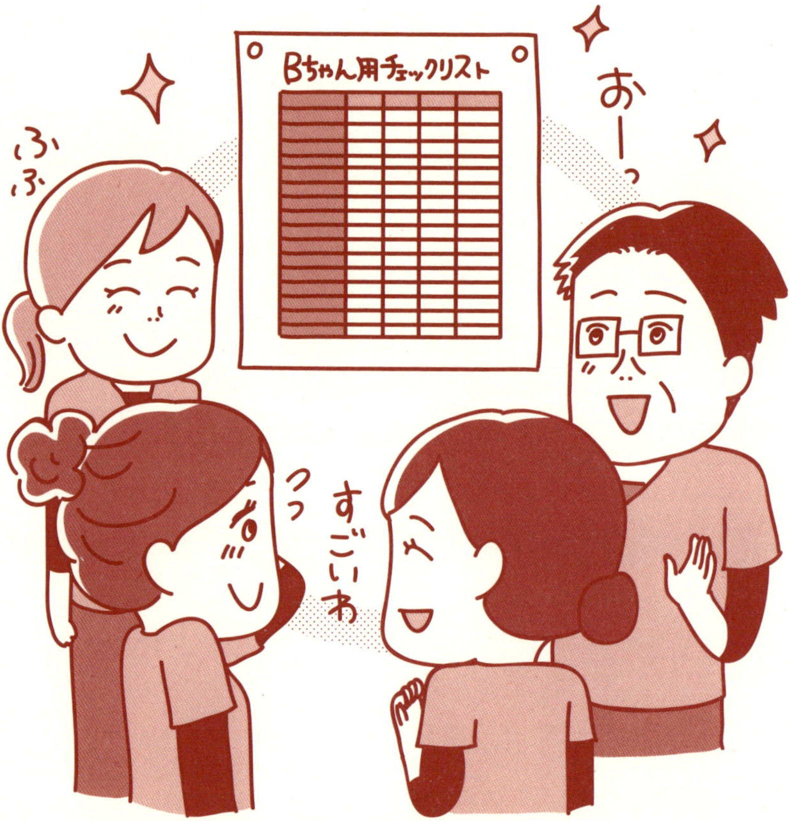

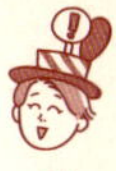

歯科医院の仕事はとても広範囲にわたります。毎日の掃除や片づけからさまざまな治療の準備や消毒・滅菌、アシスト、物品の管理や書類記入や保管、書き出すときりがないぐらいです。

それらをすべて一通り覚えてもらわなければなりません。しかも、ある程度期限を決めて、です。教えるほうもそれをすべて1人で行うとしたら、最初から無理があります。簡単でもよいので、チェック表を作りましょう。

1枚ですべてを網羅するのは難しいので、それぞれの医院に合わせて、たとえばアシスタントさんであれば、「朝・昼・夜の準備や片づけ」「治療の準備」「受付業務」の3つに分けて作ります（もちろん、もっと細かく作っても構いません）。

項目	内容	見学	一緒に	1人で	合格
		日付・担当者名	日付・担当者名	日付・担当者名	日付・担当者名

「見学」「一緒に」「1人で」「合格」のところに、それぞれ日付と担当者の名前を記入していきます。そして、このチェック表は必ず全員（もちろん先生も含みます）が見られるところに掲示しておくのです。消毒ルームの壁でもよいですし、スタッフ出入口の壁でも構いません。

このチェック表には目的が2つあります。

一つは、どれぐらいの仕事をいつまでに覚えてもらう必要があるのかが具体的にわかるようになることです。表にすると、意外にたいへんなこと（1日にどのくらい覚えなければならないのか）が目に見えてわかります。

もう一つは、直接教える担当のスタッフ以外にも、新人さん教育の進み具合がわかることです。教えている項目なのに理解していなければフォローができますし、また教えていない仕事を指示することもなくなります。

この表は、最初に作ってそのままにするのではなく、3ヵ月程度で見直しするのがお勧めです。

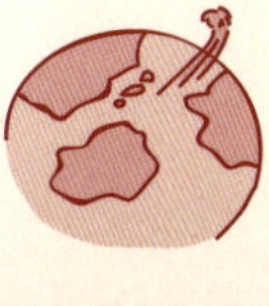

新人さんにはいろいろな年齢やキャリアの人がいますが、おおむね年齢的には「大人」といえます。大人を教育するには、小学生や中学生への教育とは違う「大人への教育、４つの特徴」を知っておく必要があります。

まず、大事なのは「相手を大人として扱う」ことです。もちろん、なかにはまだまだ子どもっぽい人もいるとは思います。しかし、「大人として扱うことで大人になっていく」という側面があることは、知っておいてほしいと思います。

２つめは「教育の成果は、教える側だけでなく教わる側にもある（５０：５０）」ということです。双方の協力が不可欠である、ということですね。

３つめは「相手の経験を上手に使う」ことです。新人さんのいままでの経験（それは歯科での仕事かもしれませんし、その他の経験かもしれません）を引き出しながら教えていくことが大切です。

大人は、自分のいままでの経験や知識を認めてほしいものです。いままでの経験や知識に、「これから学ばなければならないこと」をきちんと自分のなかでリンクできると、学習効果がグンとアップします。

そして、４つめは「相手がいま困っている問題から解決していく」ことです。大人は自分に興味があることや意味があると感じていることは学びやすいという傾向があります。困っていないことには興味を示しません。

新人教育はアレに似ている

ここまで読んで何か気づきませんか？　そう、実は「患者さん指導」と同じなのです。新人さん教育だけでなく、患者さん指導に難しさを感じたときにも、この「大人への教育、４つの特徴」を思い出してほしいと思います。４つのうちのどれかがうまく回っていないことがほとんどだからです。

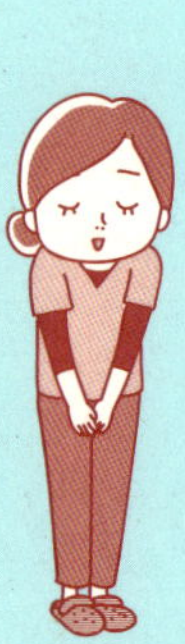

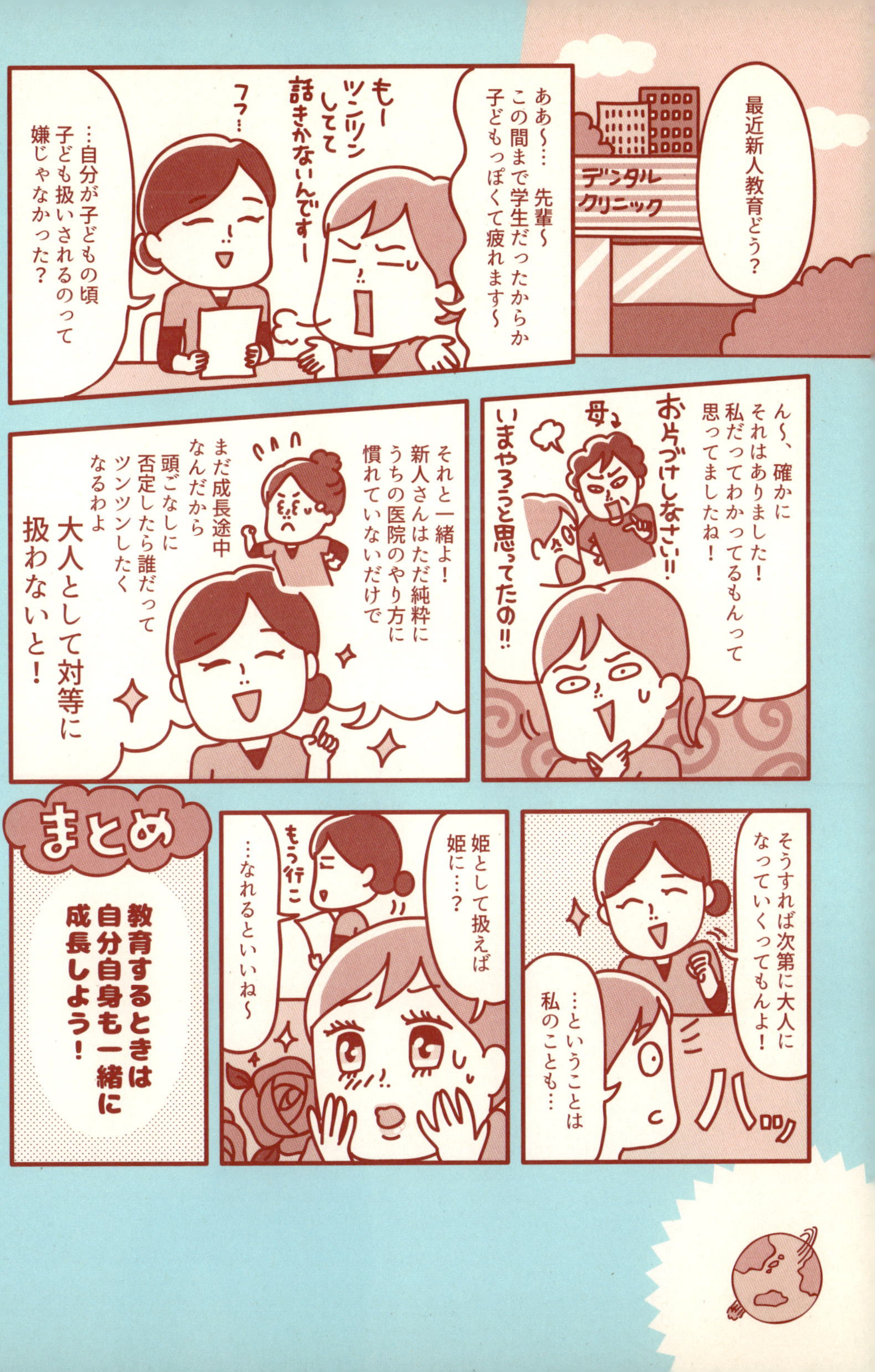
最近新人教育どう？
デンタルクリニック
ああ〜… 先輩〜 この間まで学生だったからか 子どもっぽくて疲れます〜
もー ツンツンして 話きかないんですー
フフ…
…自分が子どもの頃 子ども扱いされるのって 嫌じゃなかった？
ん〜、確かに それはありました！ 私だってわかってるもんって 思ってましたね！
母
お片づけしなさい!!
いまやろうと思ってたの!!
それと一緒よ！ 新人さんはただ純粋に うちの医院のやり方に 慣れていないだけで まだ成長途中 なんだから 頭ごなしに 否定したら誰だって ツンツンしたく なるわよ
大人として対等に 扱わないと！
そうすれば次第に大人に なっていくってもんよ！
…ということは 私のことも…
姫として扱えば 姫に…？
もう行こ
…なれるといいね〜
まとめ
教育するときは 自分自身も一緒に 成長しよう！

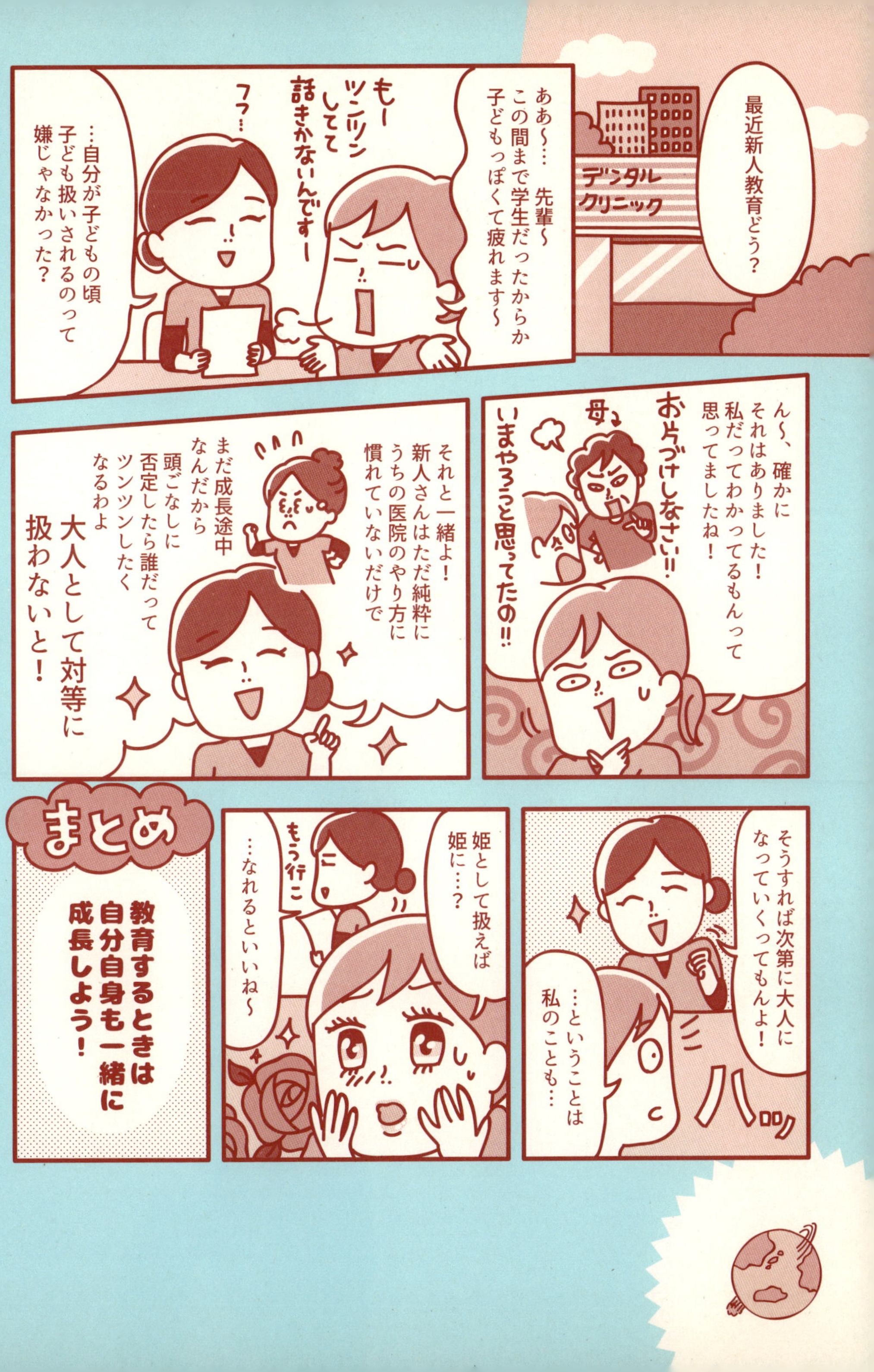

「掲示物」を作ろう

待合室に掲示スペースがある歯科医院は多いと思います。みなさんの医院では、何を掲示していますか？　え、カレンダーと歯科医師会から配られたポスターだけ？　メーカーさんからもらったホワイトニングのポスターだけ？

いつから貼っているのですか？

「私が働き始めたときから、ずっと貼られているからよくわかりません？」

……それはもったいない！

実は「掲示物」は変化していかないと見てもらえないものです。ずっと同じものが貼られていると、いくらよく考えられたものでも、いつのまにか誰も見なくなってしまいます。壁と同化してしまうのですね。

患者さんに「うちの歯科医院から伝えたいこと」は山のようにあるはずです。限られたチェアーサイドの時間だけでは伝えきれませんよね。掲示板をもっと上手に使ってみませんか？

セルフケアグッズや地域のニュース、テレビや雑誌で話題になった治療についてのあれこれ、新しい自費メニューなどなど、いくらでもネタはあるはずです。

セミナーに参加して勉強している写真や「学校検診に行きました」というニュースもよいですね。

手書きでもパソコンで作ったものでもどちらでも構いません。ぜひスタッフで手分けして「掲示物」を作ってみましょう。

見てもらえる掲示物を作るポイントは、

●1枚の情報量を絞ること
●文字は大きく太くすること
●イラストや写真を使うこと

の3つです。

チェアーサイドや受付で、患者さんから「あそこに貼ってある○○なんだけど……」と質問されるようになればよいですね。

そして、必ず「毎月変化させる」ことが重要です。せっかくの力作を見てもらいたいですから。まずは小さなスペースから始めてみませんか？

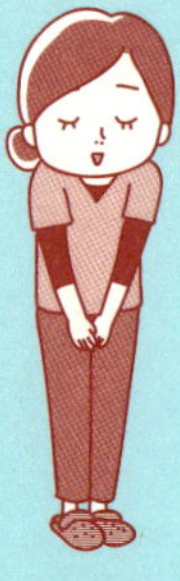

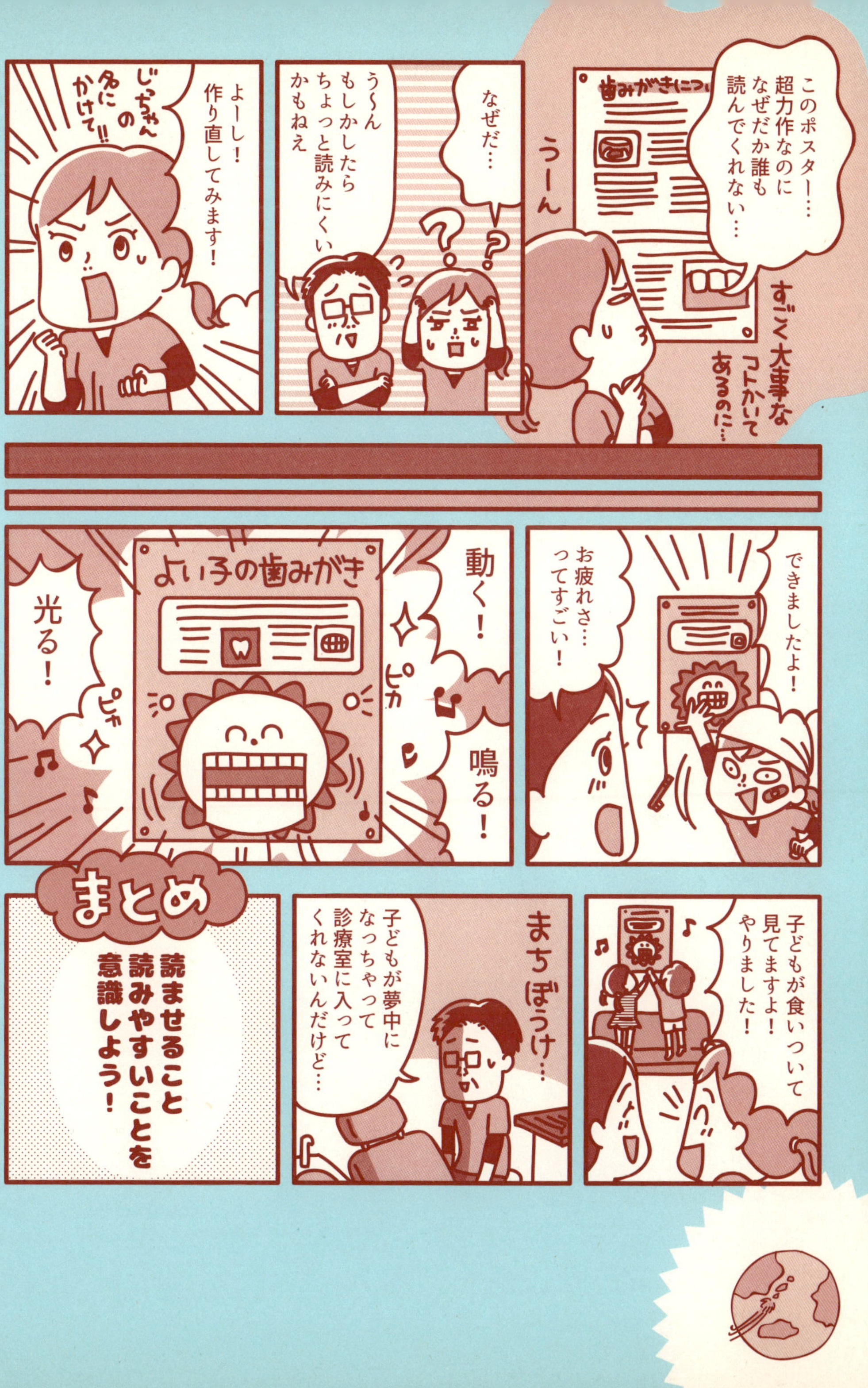
このポスター…
超力作なのに
なぜだか誰も
読んでくれない…
うーん
すごく大事な
コトかいて
あるのに…
なぜだ…
う〜ん
もしかしたら
ちょっと読みにくい
かもねえ
よーし！
作り直してみます！
じっちゃんの名にかけて!!
できましたよ！
お疲れさ…
ってすごい！
よい子の歯みがき
動く！
ピカ
鳴る！
光る！
ピカ
まちぼうけ…
子どもが食いついて
見てますよ！
やりました！
子どもが夢中に
なっちゃって
診療室に入って
くれないんだけど…
まとめ
読ませること
読みやすいことを
意識しよう！

セルフケアグッズを知りつくすために

歯科医院にはいろいろな販売品があります。歯ブラシや歯磨剤、デンタルフロスや歯間ブラシのほかにも、キシリトールガムやサプリメントなど、さまざまなラインナップを揃えているところも増えてきました。

自院で取り扱っているセルフケアグッズ、ちゃんと把握できていますか？　ラインナップが多すぎて、知識があやふやなものもあるのではないでしょうか？　また、販売方法は受付に展示しているだけ？　それとも歯科衛生士さんにおまかせですか？

……それではもったいない！　スタッフ全員でセルフケアグッズの知識を深め、自信をもって患者さんにお勧めしたいものです。

セルフケアグッズを「知りつくす」には、とにかくまず自分たちで使ってみることです。院長先生に相談して院内使用の許可をもらいましょう。歯磨剤やマウスリンスなどは、サンプル品もあるはずです。使ってみた感想は簡単でもよいので記録し、シェアします。そのときに全員で商品知識についても勉強します。わからない成分などは調べておきましょう。

自分たちで使って商品知識を身につけたあとは、商品販売のPOPを作っていきましょう。学んだことをしっかり身につけるためには、「インプット」と「アウトプット」がセットであることが大切です。歯磨剤などは、【アシスタント○○の一押し！　『使ったあとの爽快感は№1です』】といったスタッフの感想を添えることで、商品のよさをアピールできます。

セルフケアグッズは、いろいろなコンセプトのものがどんどん出てきています。自院の扱っているものだけではなく、しっかり情報をキャッチして、患者さんのさまざまなニーズに応えていけるようになりましょう。

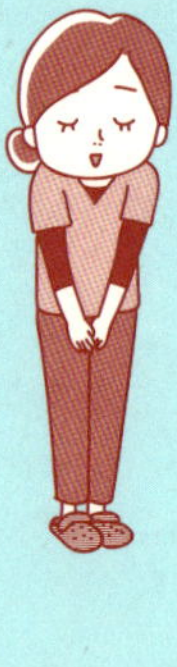

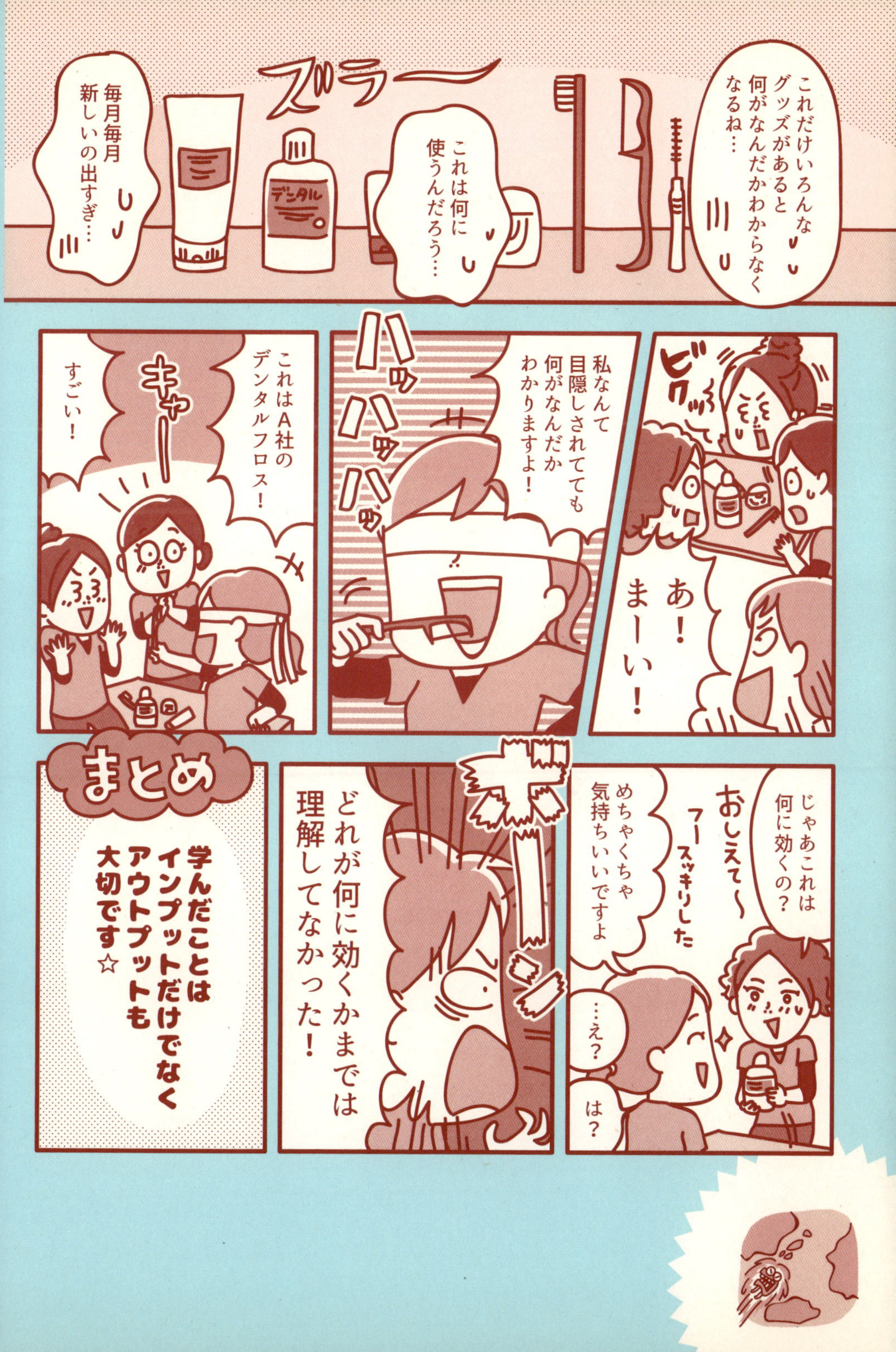
ズラ〜
これだけいろんなグッズがあると何がなんだかわからなくなるね…
これは何に使うんだろう…
デンタル
毎月毎月新しいの出すぎ…
ビクッ
あ！まーい！
ハッハッハッ
私なんて目隠しされてても何がなんだかわかりますよ！
キャー
これはA社のデンタルフロス！
すごい！
じゃあこれは何に効くの？
おしえて〜
フー
スッキリした
めちゃくちゃ気持ちいいですよ
…え？
は？
ボーン
どれが何に効くかまでは理解してなかった！
まとめ
学んだことはインプットだけでなくアウトプットも大切です☆

言いにくいことを言うときの魔法のコトバ

仕事のなかで、言いにくいけれども伝えなければならないシーンは意外と多いものです。後輩に注意をしなければならなかったり、あるいはいままで放置していたら、問題が大きくなってしまった……といった場面です。

コンパクトで密な人間関係のなか、「こんなこと言ったら嫌がられるかもしれない」「口うるさい人だと思われるんじゃないかしら」「自分だってたいしたことないくせにと、思われるのではないかしら」と不安になって、なかなか伝えられず、ついつい先延ばしにしてしまうことも少なくないのではないでしょうか？

心を決めていざ伝えようとしても「いまさら感」が湧き出てきてどう言えばよいのかわからなかったりします。そんなときには、まず事前に何を話すのかを整理しておきましょう。感情的になってしまうと問題の焦点がぼやけてしまいますから、ノープランで臨むのは避けましょう。

相手にいわゆる「ダメ出し」をしなければならないときは、相手の「人間性そのもの」を攻撃しないように行動に焦点を合わせるようにします。

それから、話し始める前に必ずこう伝えましょう。

「本当はもっと早く言わなければならなかったのだけれど、どう伝えればよいのか悩んでいる間に、このタイミングになってしまいました。いろいろ悩んだけれど、やっぱりきちんと話しておくべきだと思ったので話しますね」

まずは、「いまのタイミングになってしまった」ことを謝ります。その理由は「どう話せばよいのか考えていたから」と説明を加えます。これだけで、ずっと話しやすくなりますし、相手も受け取りやすくなるはずです。あとは変に言いわけをしないで、誠実に相手と向き合うことです。

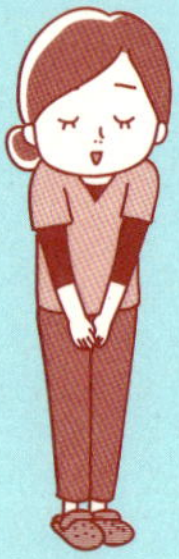

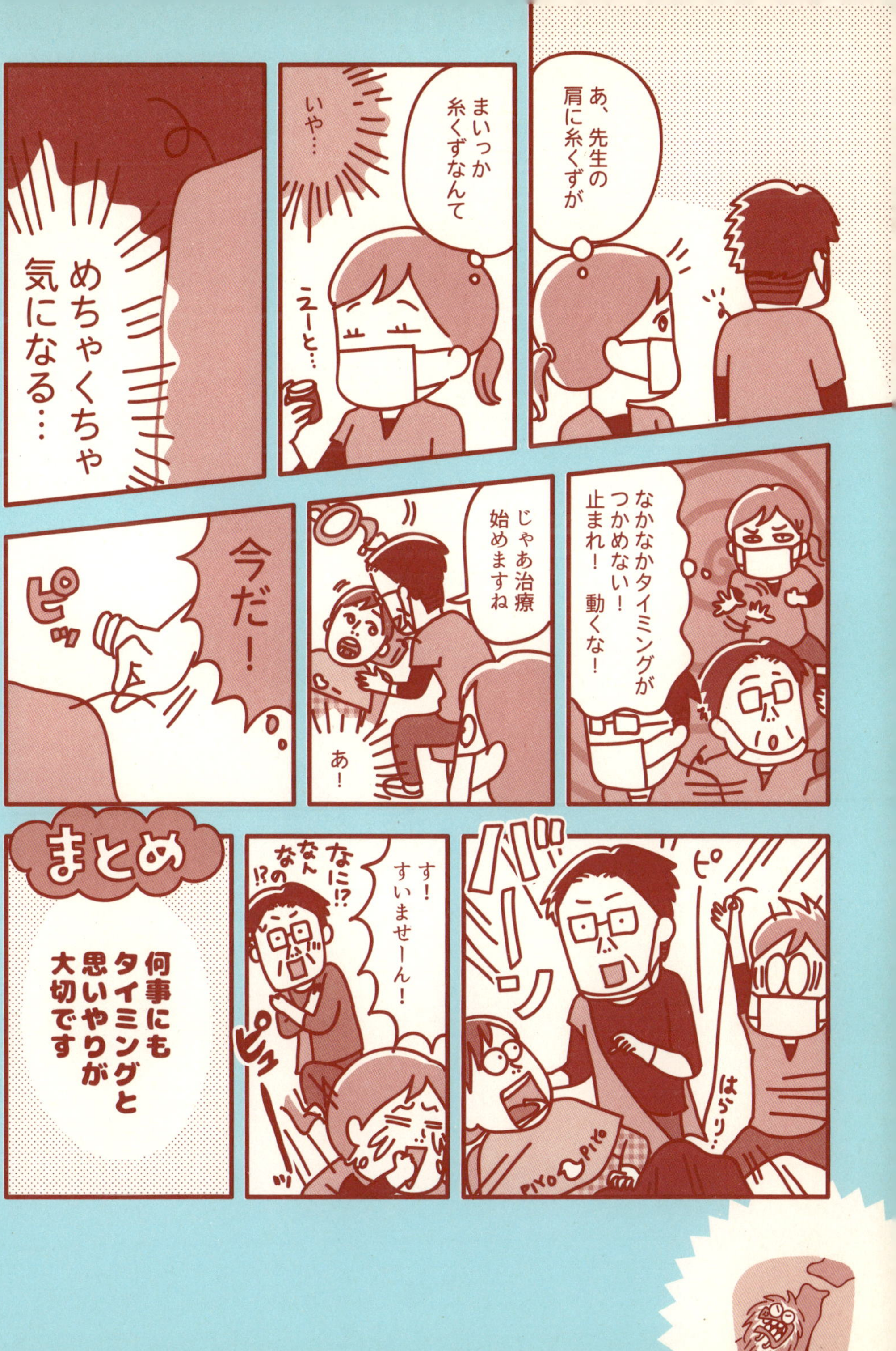
あ、先生の肩に糸くずが
まいっか糸くずなんて
いや…
えーと…
めちゃくちゃ気になる…
なかなかタイミングがつかめない！止まれ！動くな！
じゃあ治療始めますね
あ！
今だ！
ピッ
バーン
ピー
はらり…
す！すいませーん！
なに!?
なんなの!?
ピクッ
まとめ
何事にもタイミングと思いやりが大切です

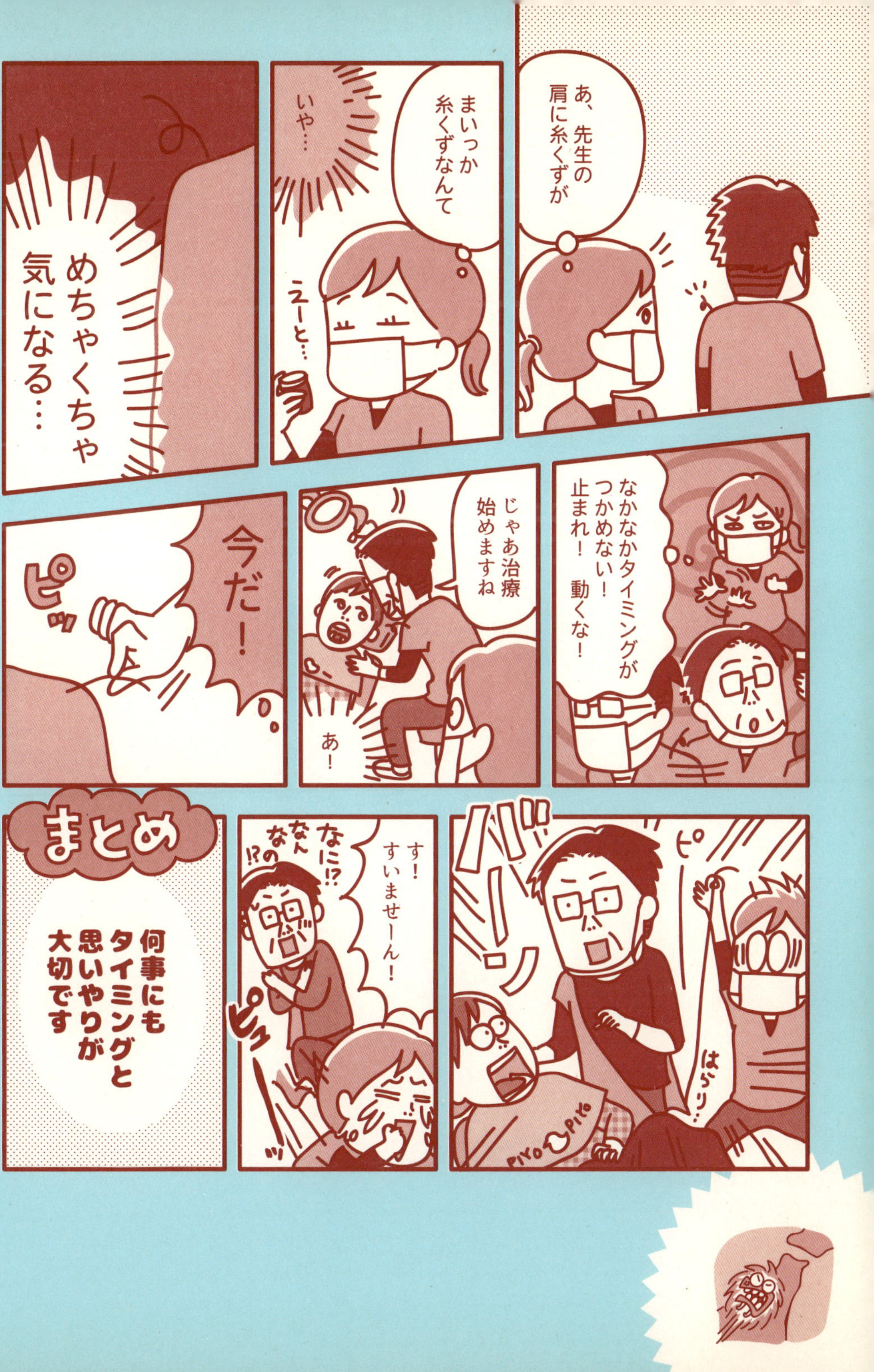

みなさんの歯科医院では、レポートを提出するシステムはありますか。また、患者さんへの資料や掲示物を作る機会はありますか。

私は仕事先でたくさんのスタッフのレポートや患者さん向けの資料を見ることがあります。かなり時間をかけて一生懸命作ったものでも、残念な仕上がりのものが多くて、もったいないなと思うことが多いのです。

一番の残念なポイントは「ねらい」がわからないまま、「やれと言われたからやりました」と感じられるものが多いこと。

たとえば、「口呼吸についての掲示物をＡ３の大きさで作る」という課題が出たとしましょう。この場合「口呼吸」というのはいわば素材です。料理でいうところの材料の一つです。「今日は豚肉の切落としで一品」という課題と同じです。

料理だと、他にも素材が必要ですね。何よりメニューを考えなければなりません。誰に出すものなのか。相手の年齢、好み、時間、お腹の空き具合も考えなければなりませんよね。かけられる時間も限られています。

レポートはおもてなし料理

掲示物を作る場合も、できあがりのイメージ、それから他の素材選び、あと「目的（ねらい）」もしっかり考えておかなければならないのです。

もちろん、自分の「料理の腕」もきちんと考えておかなければなりません。ということは、自分のスキルとかけられる時間のことも考えなければならないわけです。

同じ課題でも、それぞれ人によってできあがりは違うはずです。そして、それを提出したときに、「ねらい」や「過程」について、自分の言葉で説明ができること、それが何よりも重要になってきます。

みなさんは、そのような掲示物やレポートが書けていますか。内容について、突っ込まれてアワアワしていませんか？

「レポートはおもてなし料理」、……過程を大切にしていきましょう。

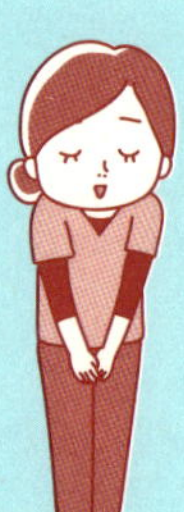

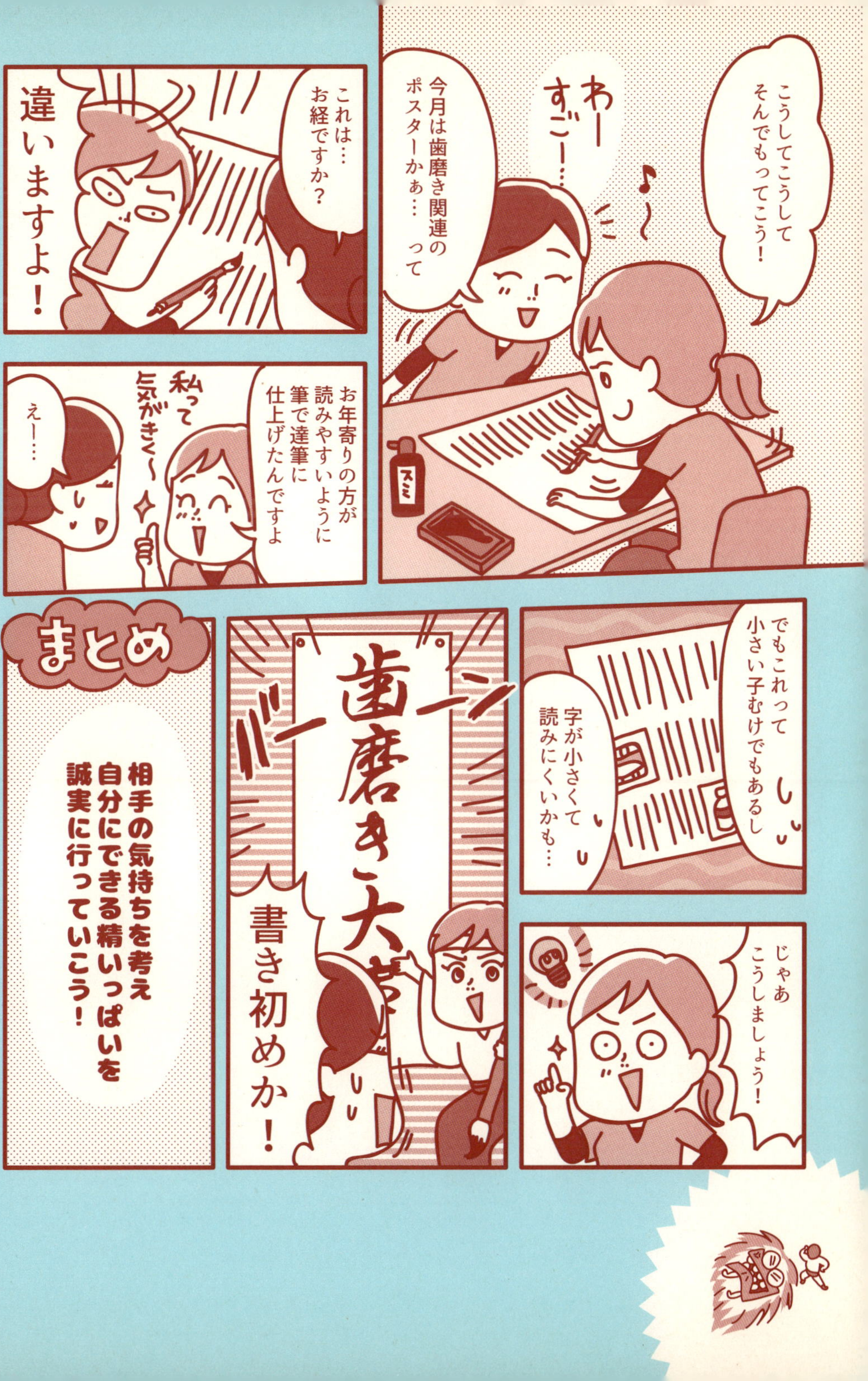
こうしてこうして
そんでもってこう！
わー
すごー…
今月は歯磨き関連の
ポスターかぁ…　って
スミ
これは…
お経ですか？
違いますよ！
お年寄りの方が
読みやすいように
筆で達筆に
仕上げたんですよ
私って
気がきく～
えー…
でもこれって
小さい子むけでもあるし
字が小さくて
読みにくいかも…
じゃあ
こうしましょう！
ドーン
歯磨き大
書き初めか！
まとめ
相手の気持ちを考え
自分にできる精いっぱいを
誠実に行っていこう！

4

他と比べない という鉄則

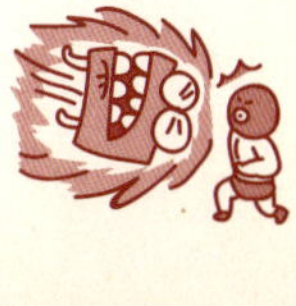

04-1

Be Concerned

声かけのタイミング

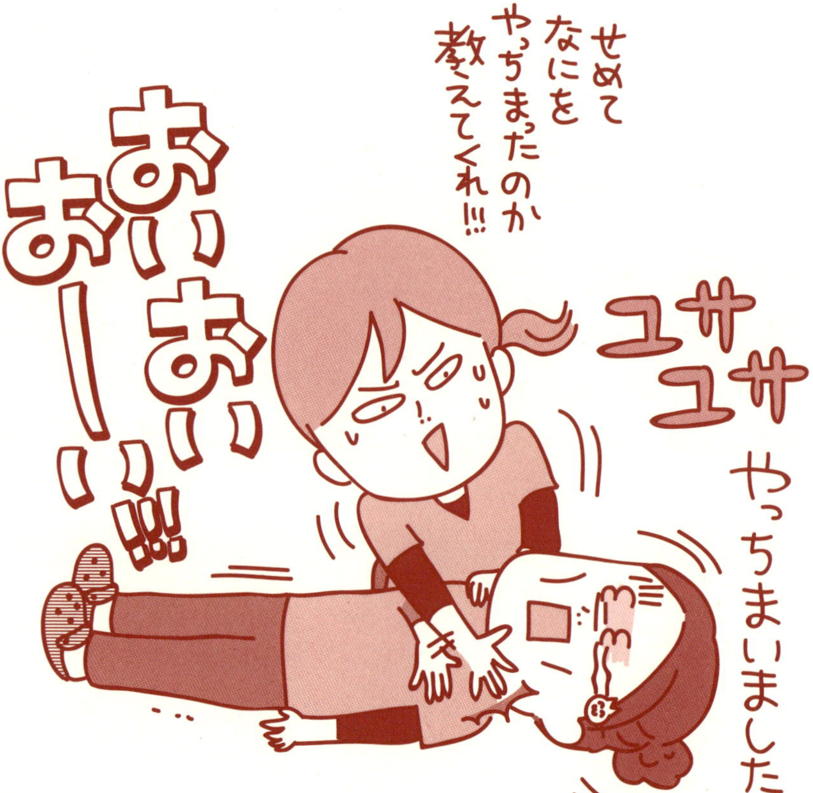
せめてなにをやっちまったのか教えてくれ!!!
おいおいい!!!
おーい
ユサユサ
やっちまいました…

02-4では、新人さんが先輩に話をするタイミングを先に決めてしまおうということを書きました。それとは別に、教える側から新人さんに「声かけ」をするタイミングもあらかじめ決めておきましょう。

声をかけることは、『あなたのことを見ています』というサインになります。できるだけこまめにしておきたいのですが、忙しさが続くとついつい後回しになってしまいがちです。

タイミングは、とくに時間があるときでなくても構いません。「時間があるときに……」と考えているとできなくなってしまうからです。教える側も自分の仕事を抱えているわけですから、ちょっとしたタイミングでもよいので、「とにかく声をかける」と決めてしまうことが大切なのです。

消毒コーナーですれ違うとき、患者さんと患者さんの合間、午前診が落ち着いたタイミング、帰りにロッカールームで……。

「どう？」「さっきの片づけわかった？」「今日どうだった？」

声かけのときは相手の表情にも注意しましょう。「大丈夫です」という言葉も、そのときの表情によって、だいぶ意味が変わってきますよね。

「あれ？　大丈夫かしら？　なんだか不安そう。聞きたいことがあるのかもしれないな……」。そう感じたら、改めて時間をとって話をしましょう。

忙しい医院であればあるほど、そして真面目な新人さんであればあるほど、先輩や先生に心配をかけたくないと思い、なかなか相談できないものです。問題が大きくなってから相談されても、実際にはどうにもならなくなってしまっていることが多いもの。不安や心配を小さなうちにすくいあげて対応できるようになるには、日ごろからのこまめな声かけが大切です。

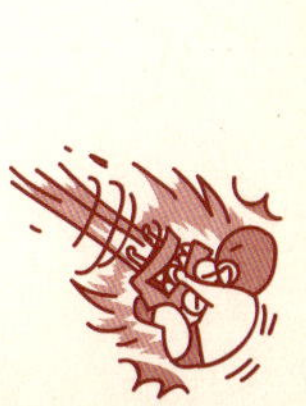

04-2

Don't Attack

できないことを責めてもしょうがない

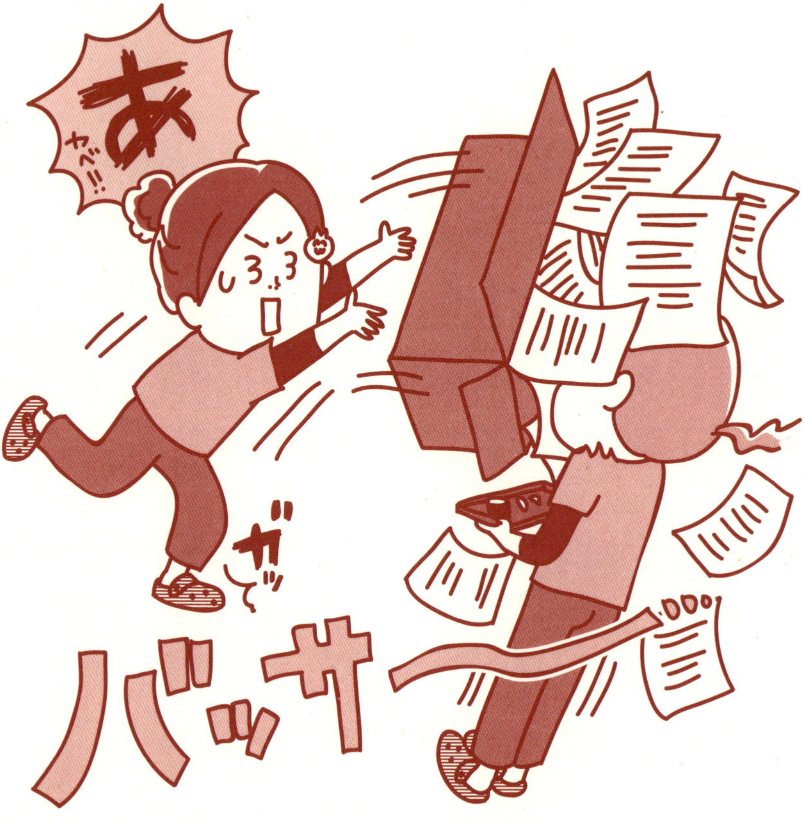

自分の引き出しにあるものだけで患者さんをジャッジしないこと。

限られた時間のなかで、一生懸命教えてみるものの、どうにも進まなかったり、まったくできるようにならない状況に陥ってしまうことは、そう珍しくはありません。

「前の人はすぐに覚えたのに……」
「どうしてこんなこともできないの？」

忙しい時間のなかで、一生懸命かかわればかかわるほどイライラしてしまう！　つい、口調もキツクなってしまいがちです。

でもちょっと待って。できないことを責めても何も起こりません。とにかく、「やり方」「取り組み方」が相手にフィットしていないのは事実ですから、まずはそこを見直しましょう。もっと小さいステップに分けることが必要なのかもしれませんし、もしかしたらゴールそのものの変更が必要なのかもしれません。

教える側、教わる側、そして院長先生の三者できちんと現状を分析します。何ができて、どこがあやふやで、何が理解できていないのかを一から見直します。

そうすると、大抵は「どうしようもなくなった状態」より、もっと前の段階でつまずいていることがわかるはずです。基礎的な知識の理解なしに、積み上げていくことは難しいものです。

分析する際には、教わる側の率直な意見にもきちんと耳を傾けましょう。「できないことだらけで困った人」という視線で相手を見ていては、いつまで経っても変わりません。

もちろん進み方や覚える速度には、個人差があります。思うように進まないことも多いでしょう。ぎりぎりの人数で忙しい現場だと、なかなか気持ちに余裕をもって教えることは難しいかもしれませんが、焦っても怒っても意味がないことを覚えておいてくださいね。

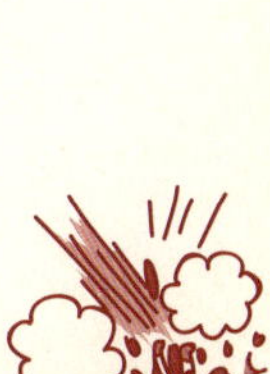

04-3

Idea

やれるようになる「方法」を考えてみよう

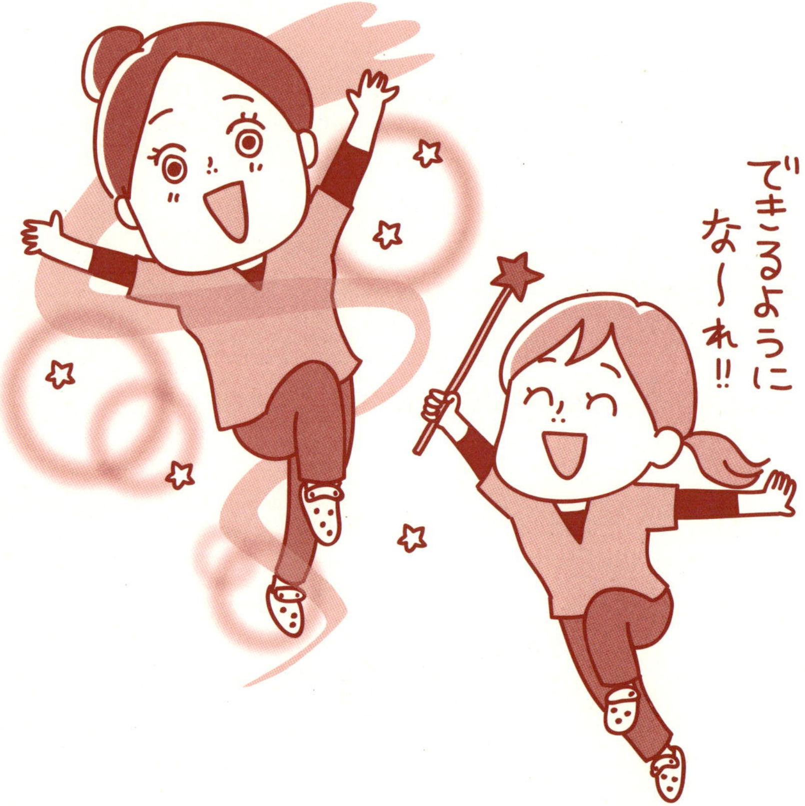

新人さんにもいろいろなタイプの人がいます。誰にでも「即使える！」教え方があればよいのですが、できるだけコンパクトな時間で仕事を覚えてもらうとなると、実際にはやはりいろいろな工夫が必要になってきます。

　本当に何の知識もない新人さんにとっては、突然言葉の通じない外国に1人で放り込まれたような状態です。何がわかって、何がわからないのかすら、わからない状態。まずは、「教えやすく覚えやすい環境」を整えることから始めていきましょう。

　お勧めは、写真を上手に使うことです。名前がわからない状態でも、写真があればそれを見ながら用意できます。プリントアウトしてパウチし、見やすいところに貼り付けておくと、教えるときもずいぶん楽になります。

　もう一つは、収納スペースにきちんとラベリングしておくことです。引き出しや棚に入っているものにきちんとラベリングしておくことで、収納間違いなども防げますし、物の名前も覚えられるようになります。

　引き出しや棚の中の収納方法そのものにも、工夫が必要です。何もかも詰め込んでぎゅうぎゅうの状態では、長年勤務して慣れているベテランさんは平気かもしれませんが、新人さんには酷というもの。収納は一目ですべてが見渡せる状態が理想です。そして、関連性をもったグループごとに収納します。

　手順についても、重要なことはラベルシールを作って直接貼ったりして、いつも目に留まるような工夫が必要です。清潔域・不潔域もカラーを変えたテープで仕切るなどの工夫で、環境を整えることから始めていきましょう。

♥♥♥ テレビやウェブで歯の情報はチェックすべし。患者さんに聞かれて「知らなかった」はありえない。

04-4

Reminiscence

自分の新人のころを話してみよう

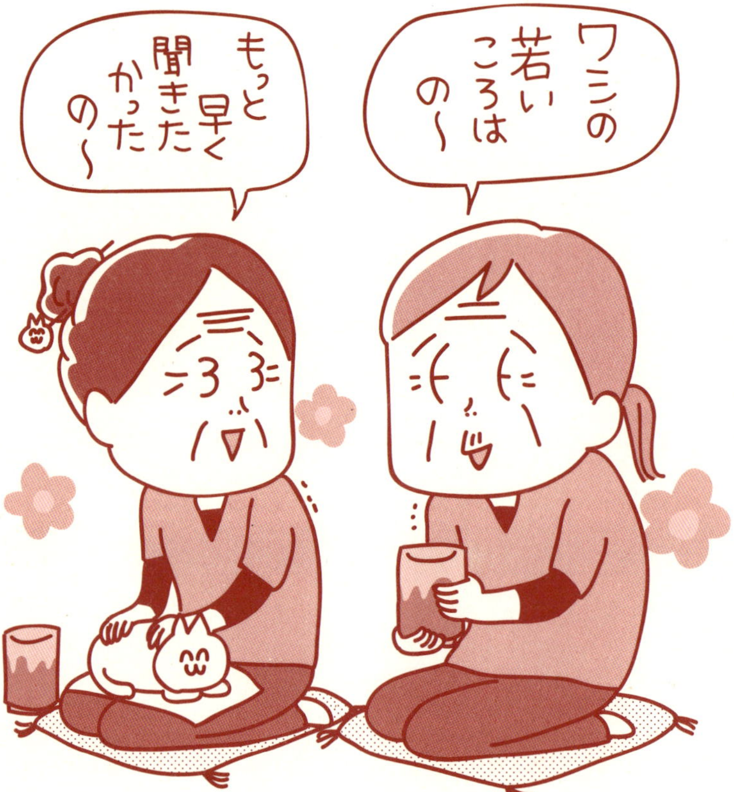
ワシの若いころはの〜
もっと早く聞きたかったの〜

入ってすぐの新人さんに「先輩の仕事を見ていてどう思った？」と聴くと、大抵は「みんなすごすぎます！　忙しいのにずっと笑顔できびきび動いています。私にはとてもできないんじゃないかと……」と不安な気持ちになっていることがわかります。

実際は、「私なんてダメダメ！　数年経ってやっと仕事が楽しくなってきたころだもの！」と思っていても、新人さんはそう受け取っていないことがほとんどです。どの先輩も「スーパースタッフ」に見えてしまうのです。

なかなか仕事が覚えられず失敗ばかりで、叱られるばかりの日が続くと、どうしても凹んでしまうものです。そんなときは、新人さんの不安な気持ちを聴くことに少し時間をとるようにしてみましょう。そして、たまには自分の新人のころの話をするのもお勧めです。

思い出してみましょう。自分がどんな失敗をしてきたのか。そして、凹んだときにどう考えてどのように行動してきたのか。

新人さんの不安は、「この先どうなるのかが見えない」ことからくる不安でもあります。自分の「来た道」は、新人さんの「行く道」でもありますから、きっと参考になるはずです。

新人時代の話をすることには、もう一つメリットがあります。それは、教える側と教わる側のココロの距離を縮める効果です。とくに、「失敗した話」「トホホな話」は効果抜群です。

これは一つの「自己開示」になります。「自己開示の返報性」という言葉があります。これは、人間は自己開示されると、されたほうも同じぐらいのレベルでの自己開示を返してしまう、という現象のことです。

先輩を「スーパーマン」から、「私と同じ人間」と気づかせ、「がんばれば先輩みたいになれるかも！」という存在にしておくことは、とても重要なことですよ。

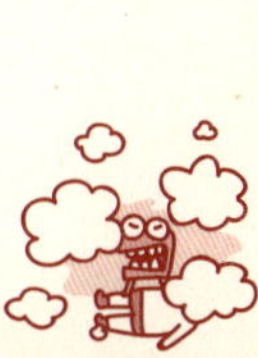

04-5

How to Scold

叱り方にもコツがある

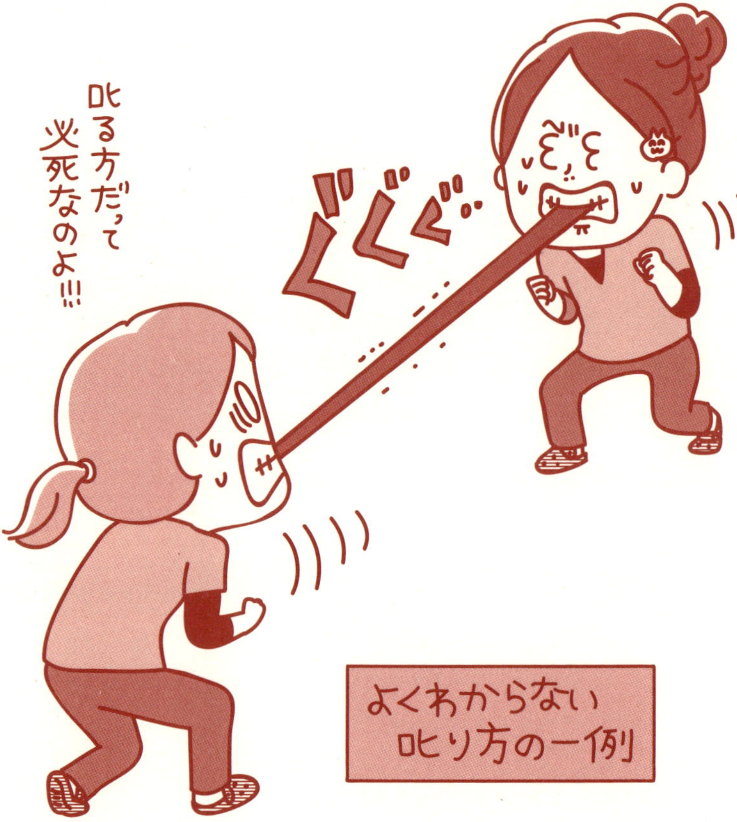
叱る方だって
必死なのよ!!!
ぐぐぐ…
よくわからない
叱り方の一例

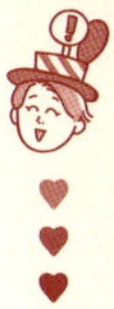
国家資格をもつ意味は、それで社会に貢献しなさい、ということ。

人を指導する、なかでも「叱る」のはとても難しいものです。まずは、3つのコツを覚えておきましょう。

一つめは能力や人格の否定を絶対にしないことです。叱るのは「起こったこと」に対してであって、「その人そのもの」ではないということです。

たとえば、提出しなければいけないレポートを期日までに出さなかった場合、叱るのは「締切までに間に合わなかった」ことです。「いいかげんな人」「だらしない人」「やる気がない人」とレッテルを貼ってはなりません。

二つめは何が悪いかを明確にすることです。できるだけ具体的に伝えなければなりません。

たとえば、「もっと愛想よく」といった指摘は混乱のもとです。「声を大きく」であれば具体的にどのぐらいの声を出せばよいのかまで伝えること（いまの声の大きさの1.5倍など）で、相手が修正しやすくなります。

三つめは、「場面を選ぶ」ことです。場所も選ばず怒鳴ったりすることは避けるようにしましょう。叱るというのは、自分の感情のままに怒ることとは違います。何のために叱らなければならないのかを考えてみましょう。

いまよりも「よりよい行動」に変化してもらうのが目的のはずです。相手にもプライドがあります。こちらも冷静に話ができる、そして相手にも聴ける余裕が作れる場面を選びましょう。

言いたいことがあってもなかなか言えない人は、つい自分のなかで「怒り」を溜め込みがちです。溜め込んでしまうと、何かのきっかけで爆発してしまうものなのです。言わなければならないことは、言いにくくても小出しにすること。もしかしたらこれが一番のコツかもしれません。

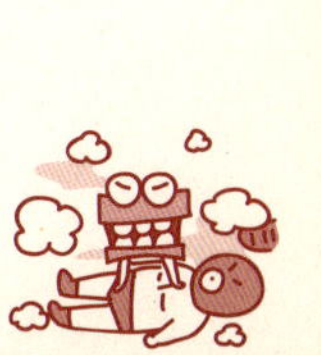

5

一人でなんでも抱え込まない

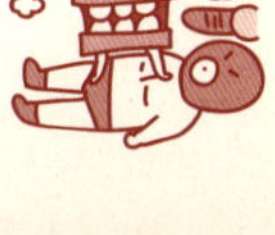

05-1

If You Fall

自分の指導力のなさに落ち込んだら

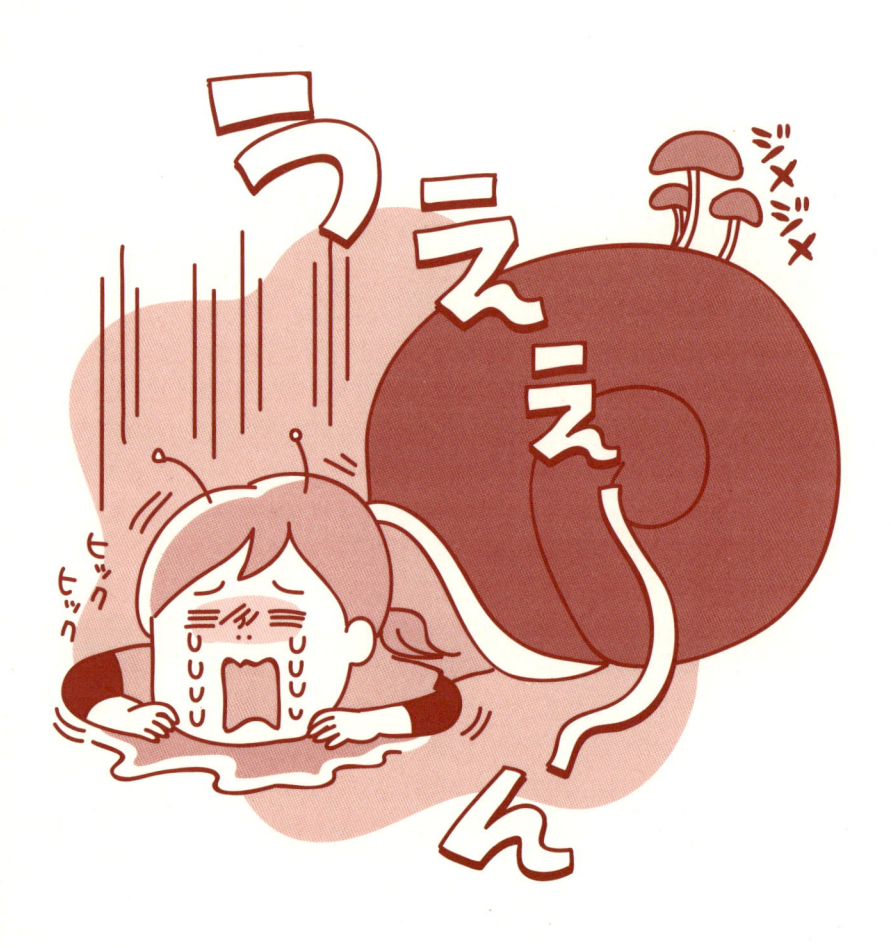

「私向いていないと思うんです（号泣）」は使用禁止。

新人さんにはいろんなタイプの人がいます。なんとなく話しやすく年齢も自分と近い相手であれば、最初から気持ちも楽かもしれませんが、そうではないことも多々あります。ちょっと苦手なタイプの人が、やってくることもあるでしょう。

こちらが一生懸命話してもちっとも伝わらないような気がする……。何度説明しても理解してもらえない……。注意したら、嫌そうな顔をされた……。もしかして新人さんがいつまで経っても覚えないのは、私の教え方が悪いせい？　先生にも「教え方に問題があるんじゃないか」と注意を受けたし……。

そんなときは、もう一度きちんと新人さんと話をすること、そして院長先生や先輩に詳細な報告ができているか確認してみてください。

新人さんとのコミュニケーションはきちんととれていますか？　先生にこまめな現状報告ができているでしょうか？　うまくいかないと思っているときは、自分の頭のなかでいろいろなことが回っているだけであることが多いものです。

言いにくいからといって、「本当は伝えなければならないのに黙っていること」はないでしょうか？　「苦手なタイプだし、あまりかかわりたくない」と思っていませんか？

「こんなことは私が話すようなことじゃない」
「これぐらいは言わなくてもわかってもらえるだろう」

いえいえ。些細なことでもきちんと言葉にして伝える努力は必要です。落ち込んでいても問題は解決しません。大抵の場合、うまくいかない原因はコミュニケーション不足です。どうしようもないと感じたときは、まず自分ができることから変えていきましょう。

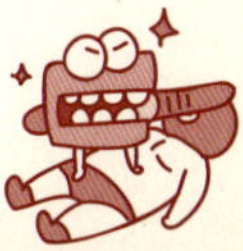

05-2

Over Capacity

自分のことで いっぱいいっぱいに なったら

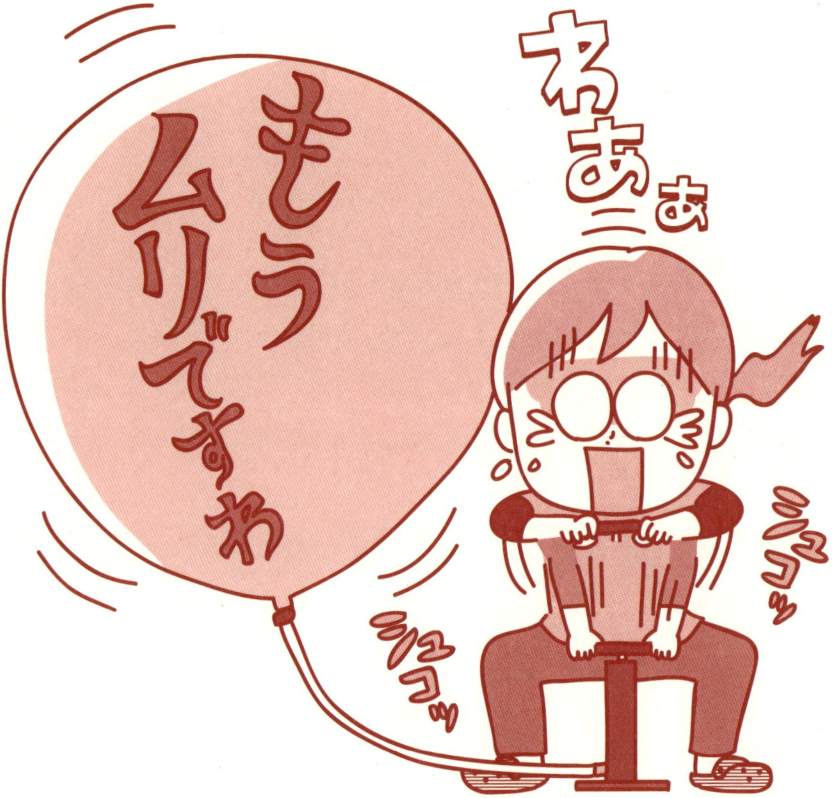

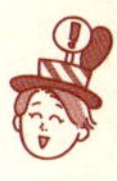

自分の仕事でいっぱいのときに限って、教育係も任されてしまうことが、意外と多いものです。歯科医院というのは、1人のスタッフがさまざまな役割を担っていることが多い職場です。歯科医院の仕事は患者さんの対応だけではありません。事務的な仕事から在庫管理の仕事まであります。それに加えて、教育や管理の仕事もあるのです。

「私、いま自分の仕事だけでいっぱいなので、とてもじゃないけど教育係までできません！」と言っても始まらないので、ここでは「どうしたら自分のキャパシティをオーバーした仕事でもなんとかこなせるようになるか」について考えてみましょう。

何度も書いていますが、大切なのは、「仕事の進み具合」（新人さんの教育の進み具合）を自分と新人さんだけでなく、全員にわかるように公開しておくことです。自分だけで抱え込まないことです。

みんながわかるスペースにチェック表を掲示したり、ミーティングなどで「いま何をやっているのか、どこまでできるようになって、何ができないのか」をこまめに報告しましょう。

「教育係」という役割が降ってきたとしても、1人で何もかもをやらなければならないわけではありません。つい力が入ってしまい、新人さんと自分だけで頑張ってしまう気持ちもわかります。周囲に上手にヘルプを出しながら進めていきましょう。

周囲へのこまめな報告・相談が、「どーんと救いようもない落ち込み」にならずにすむ唯一の方法です。それでもどうしようもなくなったら、とにかく院長先生に相談しましょう。相談するときは、時系列での報告も合わせてします。「どうしようもない気持ち」だけでは、先生は何をどう判断すればよいのかわかりません。

そんなことになる前の予防策としても、こまめな報告は重要です。

05-3

You Left

新人さん
やめちゃいました
(*´Д`)

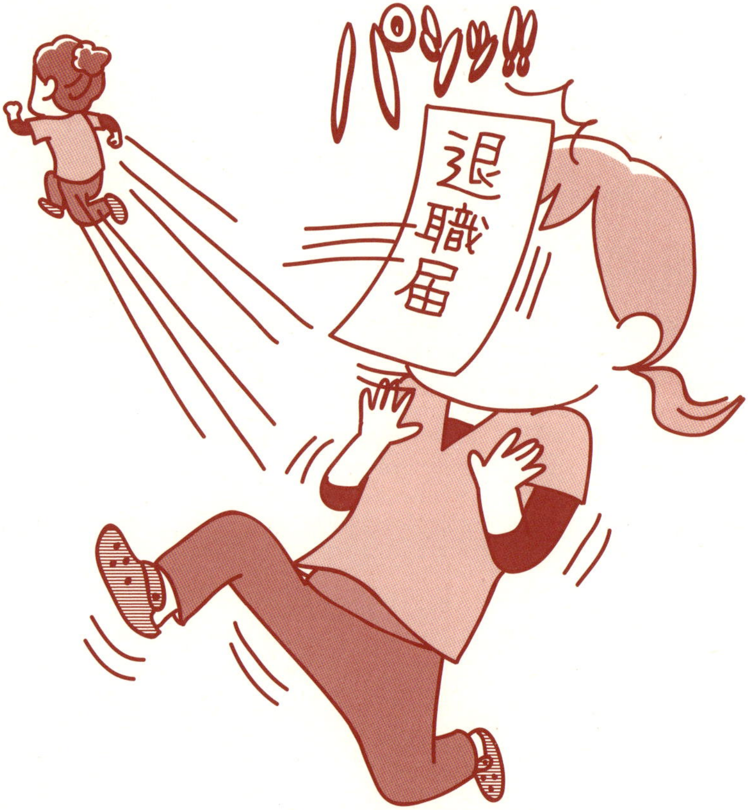

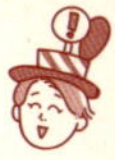

毎日毎日、一生懸命教えて相談にも乗っていたのに……。
昼休みだって話を聞こうと努力していたのに……。

「辞めます」。この一言で去っていく人は少なくありません。なかには、本人も一生懸命仕事に取り組んでいたにもかかわらず、精神的に参ってしまい、仕事が続けられなくなって去っていく人もいるでしょう。

私たちの仕事は、〈感情労働〉といわれています。
感情労働というのは比較的新しい考え方で、アメリカの社会学者A.R.ホックシールドが提唱したものです。仕事のなかでいつも自分自身の感情をコントロールし、相手に合わせた言葉や態度で応対することが求められるのが特徴です。教育・福祉・医療の分野やいわゆる「サービス業」の人がこれに該当します。

人間ですから、いつも調子のよいときばかりでないのは当たり前ですよね。調子のよいときもありますし、そうでないこともあります。患者さんに振り回されることもあるでしょう。院長先生の機嫌がよくなくて、当り散らされることもあるかもしれません。
そんなときでも、「常に相手から求められる言葉や態度」（大抵はいつもニコニコ、親切、やさしい、ということになると思われます）を求められるプレッシャーは、とくに新人さんには大きすぎるのかもしれません。もちろん、そのプレッシャーは新人さんだけでなく、歯科医院で仕事をする私たち全員にのしかかってくるものです。

辞めていった人のことをいつまでもぐずぐず考えるのはやめにしましょう。残念ですが、仕方がありません。この経験を次に活かすことです。
私たちは、「できて当たり前」のストレスの多い仕事に携わっています。他人のケアも大切ですが、まずは自分のケアをきちんとできることが重要なのです。

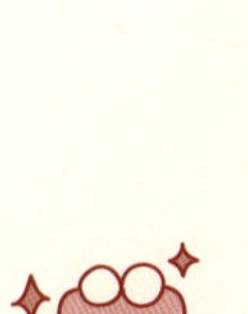

05-4

Change in Pace

たまには外で
気分を変えて

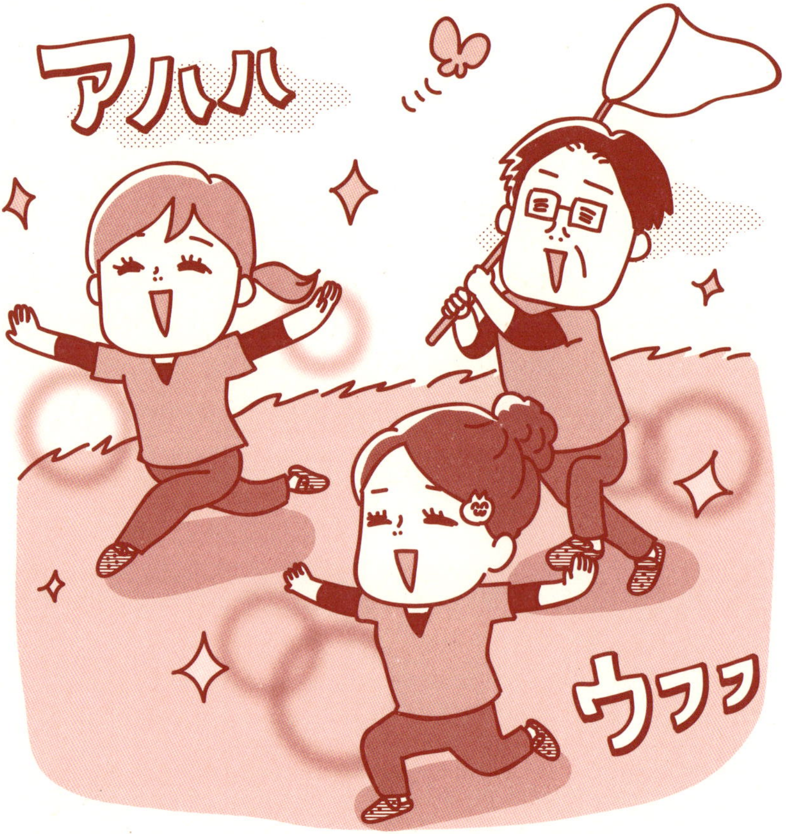

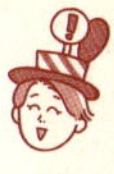

歯科医院というのは、とてもコンパクトな人間関係のなか、ずっと同じ場所で一日中仕事をしています。ときどき息苦しさを覚えることだってあるでしょう。

そんなときは、一緒に外に出てみることをお勧めします。

医院のスタッフで食事に行くのもよいでしょうし、食事が難しければお茶を飲みに行くだけでもよいでしょう。仕事の休憩時間にちょっと着替えて、コーヒーを飲みに行ければ、ずいぶん気持ちも切り替わります。また、研修会や講演会に一緒に行くのもお勧めです。

普段の仕事場では聴けなかった本音や気持ちを聴けるかもしれません。

注意してほしいのは、外で、患者さんの個人情報にかかわるようなこと、院長や他のスタッフなどの話をしない、ということです。そこにいないスタッフの噂話もしないようにしましょう。

私たちの仕事にとても大切なものの一つに「守秘義務」が挙げられます。仕事で知りえたことについて外で話をするのはよくありません。

どこで誰が聞いているかわからないからです。患者さんのケースなどの具体的な話や相談については、必ず院内でしましょう。間違っても制服のままお弁当を買いに行ったコンビニで、仕事の話の続きをしないように！

外で話すのは、自分のことや医院とは直接関係のないことがお勧めです。とくに医院の近隣の場所では、たとえ私服に着替えていたとしても、「○○歯科医院のスタッフ」であることは知られているはずです。

お勧めの本の話やテレビで観た歯科関係の番組をシェアするのもよいですね。気分を変えてたわいもない話をすることは、それだけでリフレッシュになります。歯科医院のなかでは気づかない、意外な面も見えたりするかもしれません。

6

一緒に成長していこう

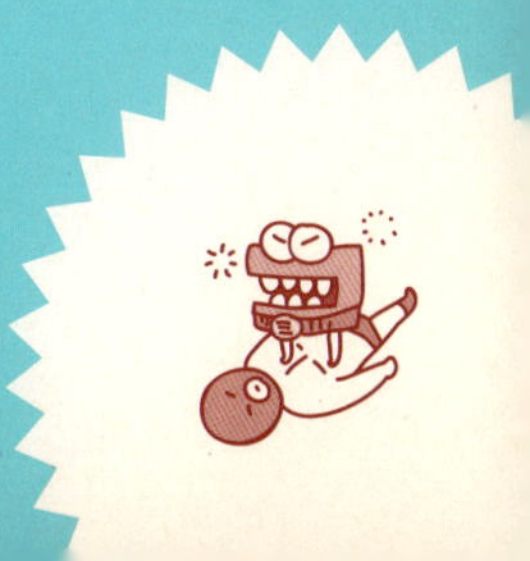

06-1

The Next Step

次のステップは見えていますか？

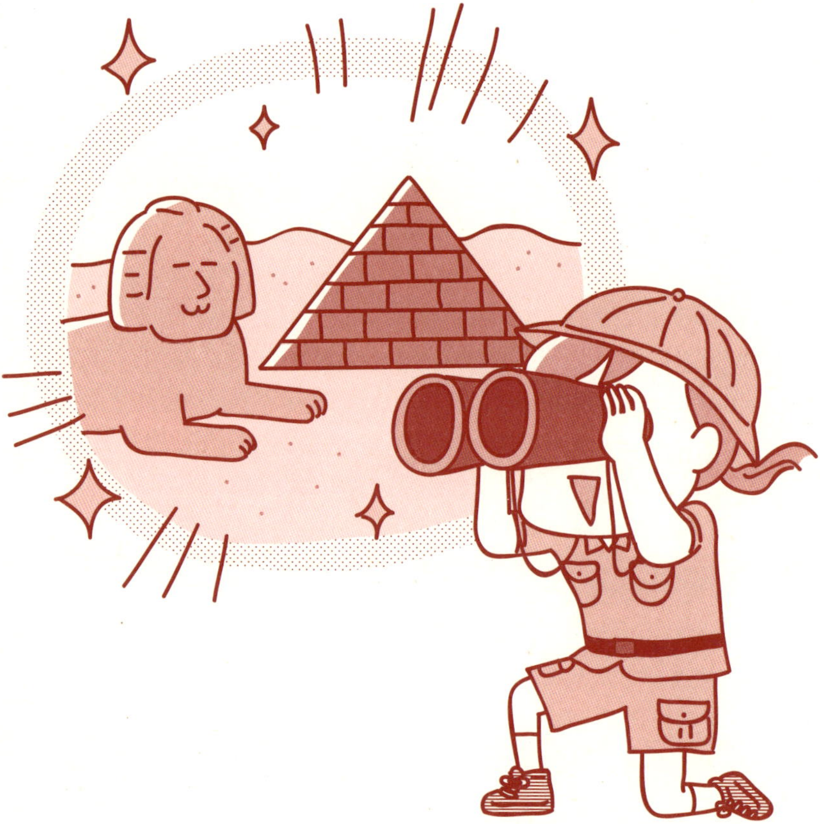

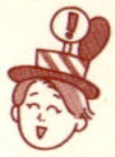

「落ち込んだり、落ち込ませたりといろいろあったけれど、チームメンバーとしてなんとか戦力になってきたよね……」と感じられるようになり、ようやく安心できるようになってきました。「最近は、新人さんもイキイキしているようだし、もう私の役目は終わったかな？」と思う時期がきたときに考えてほしいことがあります。

それは「次のステップ」のこと。新人さんの何がわからないのかさえもわからない状態をようやく脱した安心感から、「もう私の役目はおしまい」と放置したくなる気持ちはわかります。
最初のステップをクリアした段階は、「言葉さえもまったく通じなかった人が、同じ言葉で話せるようになったレベル」と考えましょう。
言われたことを理解し決められた作業が正しくできる、言わなければならないことが決められたとおりに話せる、といったレベルです。

作業から「仕事」へのステップが待っています。決められたことややらなければならないことがきちんとできたうえで、さらに「もっとよくならないか」と疑問をもって自分なりに工夫をしたり、提案をしたりするようになって、初めて「仕事ができるようになった」といえるのです。

私たちの仕事はいわゆる「ルーチンワーク」（毎日同じことの繰り返し）の部分もあります。しかし、相手は「人」ですから、実は同じ作業でも毎日違ってきます。相手が変われば反応も変わりますし、対応もそれに応じて変化して当たり前です。
次のステップを示せるようにしておきましょう。そのためには……もう一度自分のスキルの確認が必要ですね。

私たちの仕事は、経験を重ねれば重ねるほど味わい深い喜びがあります。作業ができるようになって、そこで満足していてはもったいない（！）ものなのです。

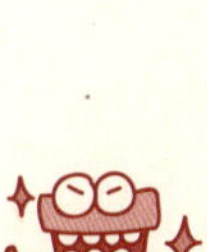

06-2

Comrade

1年経ったら「同志」です

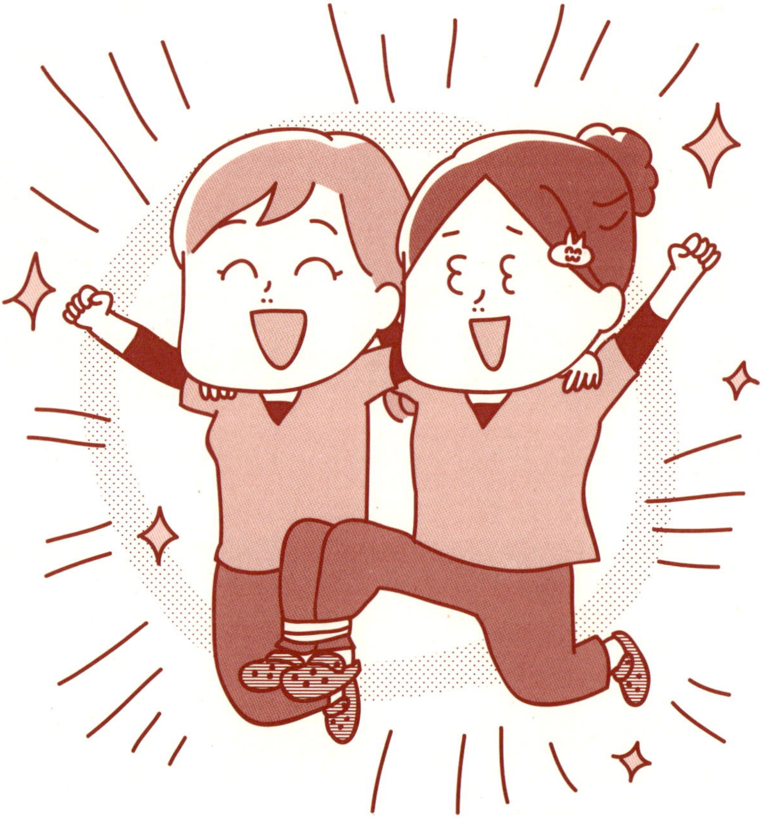

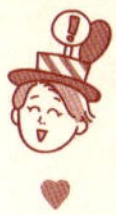

入職して1年経ったら、とりあえず「新人さん」からは卒業です。人によってはまだあやふやなところも多く、心配ごとも多いかもしれません。それでもチームメンバーとして、いろいろな役割を分担してもらうようにしましょう。

私たちの仕事はチームで動いています。歯科医師・歯科衛生士・歯科アシスタント・受付事務のほかにも、歯科技工士（院外ラボのほうが多いとは思います）・歯科商店の営業さんもなくてはならない存在です。

チームで働くことは、それぞれが専門の分野で仕事をしながらお互いを助け合い、一つの目標に向かって進むということです。それぞれの立場もキャリアも役割も違いますが、一人ひとりがチームにとってなくてはならない存在であることを忘れないようにしてください。

ここで、「チーム」といっても人によって、イメージが違うことを話しておきましょう。大きく分けて3つの「チームイメージ」があるようです。

①プチ軍隊方式…強いリーダーシップ、「オレについてこい」でチームスポーツがイメージ

②プロ集団方式…ハリウッド映画のスパイチームがイメージ

③みんなで一緒に方式…序列もなくみんなですべてを共有するイメージ

どれが正しいというわけではありません。覚えておいてほしいのは、人によってイメージするものが違うということです。どうもうまくいかないとき、先生の話す「チーム」に違和感を覚えるときは、ここのイメージの差によるものが大きいのです。

勤務先の医院がどんなチームを目指しているのか考えてみたことはありますか？　チームメンバーの力量によってもゴールは違ってきます。2年目からはチームの仲間として、お互いに高め合っていきましょう。

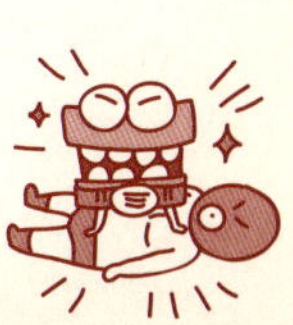

06-3

Strong Point

お互いの「得意」を探そう

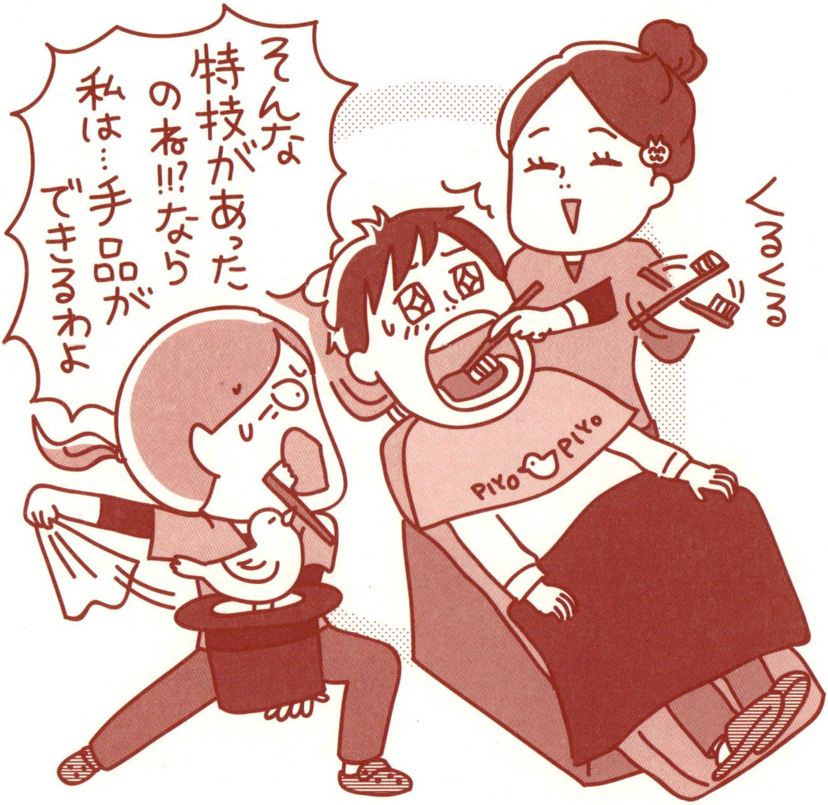
そんな特技があったのね!!? なら私は…手品ができるわよ
くるくる

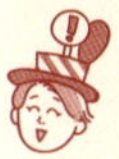

歯科衛生士・歯科アシスタントの仕事に就こうと思ったきっかけは、人によってそれぞれです。いまは学校を卒業してすぐにこの仕事に就く人よりも、さまざまな社会経験を経てから、この仕事を選ぶ人も増えてきました。

同じ職場にはどうやら似た人が集まる傾向がありますが（おそらく雇用者側の選択基準の問題でしょう）、それでも人の数だけ個性があるのは当然です。そんな「一人ひとりの得意」が活かせたら、チームとしては、きっと最強になるのではないかと思います。

絵が得意な人、写真が上手な人、パソコンが得意な人、値段を記憶するのがうまい人、人の顔を覚えるのが得意な人、小さな子どもさんの相手が上手な人、ご高齢の患者さんのお話を根気強く聴ける人、癒し系……。他にもいろいろあるはずです。

自分の医院のチームメンバーの「得意」を知っていますか？
自分の得意は何でしょうか？

人は「苦手なこと」「不得意なこと」にどうしても焦点が当たりがちです。もちろん、すべてのスタッフが何もかも全部完璧にできるようになれば、理想なのかもしれません。しかし、現実はそうではありませんね。

得意を伸ばすことは、イキイキと仕事に取り組むときにとても大切です。ぜひ、それぞれの「得意」をチームのために使っていきましょう。

これは「得意なものがある人に、その仕事のすべてを任せる」という意味ではありません。「みんなにノウハウを大公開しましょう」といったところでしょうか。自分の得意分野でも、それを人に教えることは案外難しいものです。調べるなどの準備が必要になってきます。

得意をもう一度掘り下げて、人に教える経験はとても貴重なものです。ぜひ取り組んでみてくださいね。

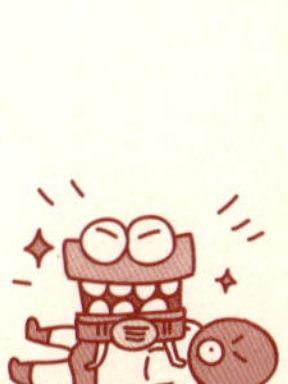

06-4

Diversity

チームには いろんな人がいる ほうがよい

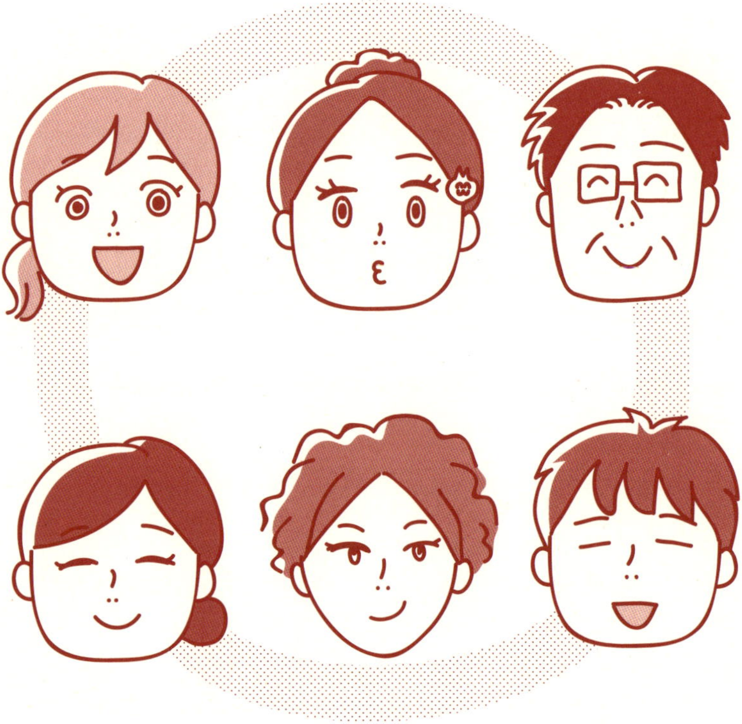

06-3にも書きましたが、スタッフはなぜか似た雰囲気の人が集まる傾向にあるようです。一つは雇用する側の採用基準にもよるのでしょう。つまり、面接する人の好みです。おとなしい人を好む人もいれば、明るい活発な人を好む人もいます。

もう一つは一緒に働いていると、なんだか似た雰囲気になってしまうというものです。結婚生活が長い夫婦のようなものでしょうか。

自然と雰囲気が似通ってくるのはある程度仕方がないとしても、私はチームにはできればいろんな人がいたほうがよいと考えています。

なぜなら、患者さんにはいろんな人がいるからです。

似たタイプが集まって仕事をするのは、気楽な部分があります。ただ、苦手な分野も似てしまうと、さまざまな患者さんにきちんと対応しようとする際に、難しさを感じてしまうことがあるかもしれません。また、患者さんにとっても、みんなが同じようなタイプだと、ちょっとシンドイと感じられることも出てくる可能性があります。

チームとして仕事を進めていくうえで、いろんな人がいることは、そのぶん難しさもありますが、それだけチームとしての広がりも期待できます。いま自分自身やチームの誰かが、「どうもうちのチームで浮いている」「フィットしない」「違和感がある」と思うのなら、むしろそれはチャンスかもしれません。

一人ひとりの個性を大切にすること
自分のよさを活かして仕事ができること
言いにくくても言わなければならないことをきちんと話せること
耳が痛いことでも、きちんと聴ける関係を築くこと

これができるチームは、きっとどんな患者さんが来院しても、それぞれの患者さんにフィットした対応ができるチームになるでしょう。

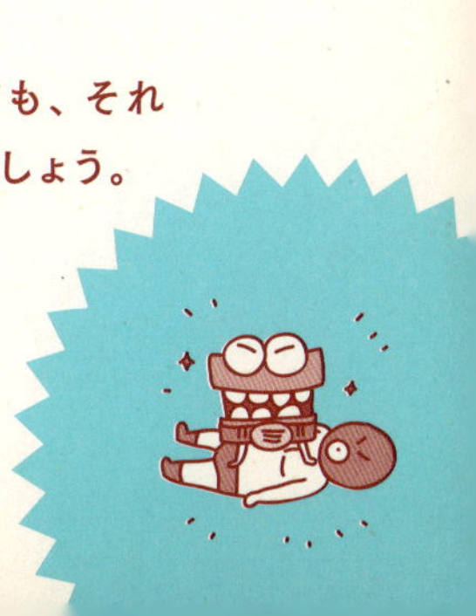

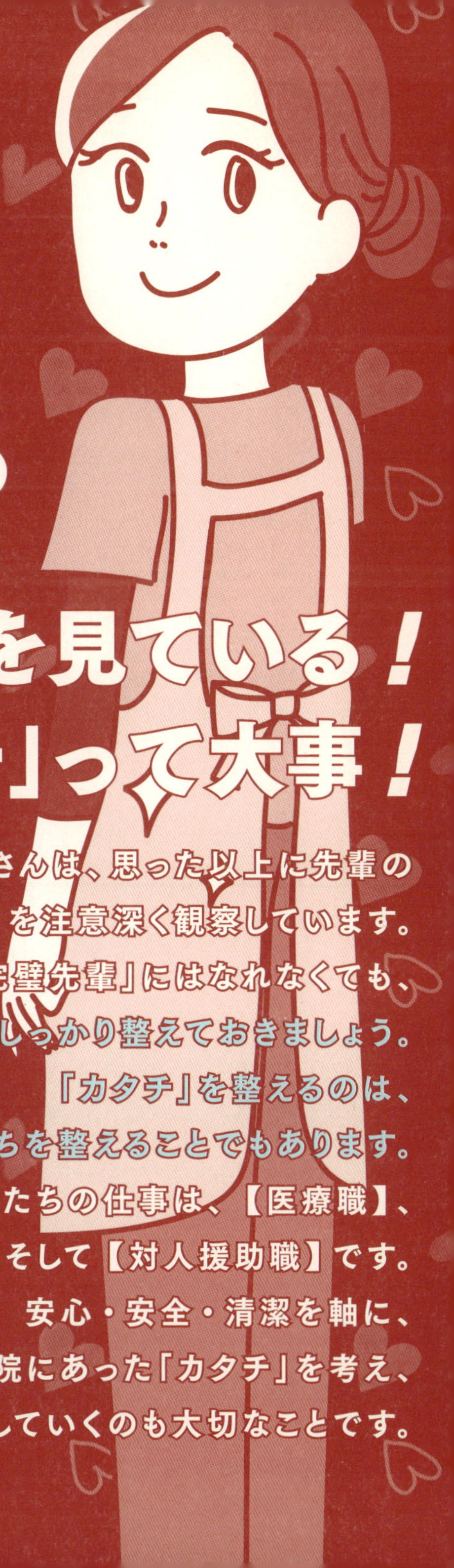

老婆心ながら

新人は先輩を見ている！
「カタチ」って大事！

新人さんは、思った以上に先輩の
「あれやこれや」を注意深く観察しています。
急に「完璧先輩」にはなれなくても、
まずは「カタチ」だけでもしっかり整えておきましょう。
「カタチ」を整えるのは、
気持ちを整えることでもあります。
私たちの仕事は、【医療職】、
そして【対人援助職】です。
安心・安全・清潔を軸に、
それぞれの歯科医院にあった「カタチ」を考え、
整理していくのも大切なことです。

エプロンのリボン結び

　ユニフォームの上からエプロンを付けている歯科医院も多いと思います。普段は付けていなくても学校検診のような、院外での仕事のときだけ着用しているところもあるようです。

　エプロンの後ろ姿、意識したことはありますか？

　いろいろな歯科医院に行きますが、意外とエプロンの紐を上手にリボン結びにできておらず、「縦」になってしまっている人が多く、残念に感じています。

　そんなこと、と思うかもしれませんが、患者さんは意外に見ているモノです。きちんとしたリボンのカタチにするには一定の法則があります。

　「きれいに結ぶポイントは、必ず上側のリボンをかぶせること」

　ポイントを習得すれば簡単ですが、自分でエプロンの紐をきちんと結べるようになるには練習が必要です。最初のうちはお互いにチェックをしながら、後ろ姿まで気配りできるスタッフになりましょう。

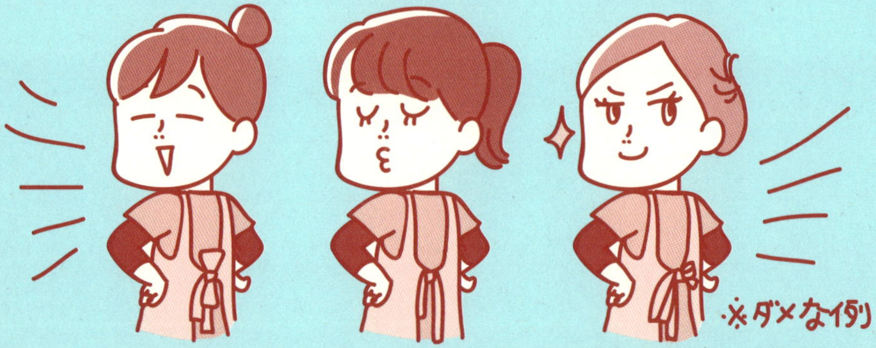

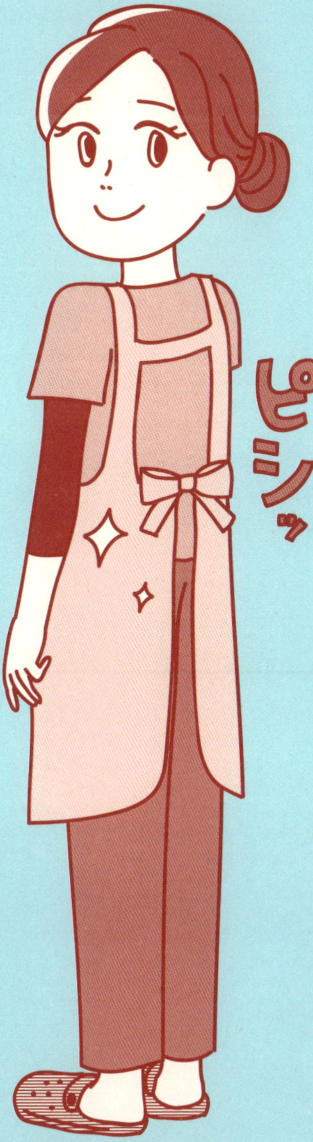

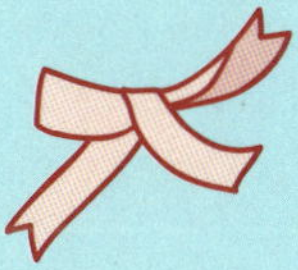

ひと結びします。

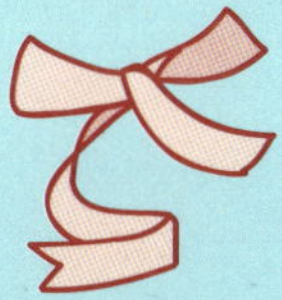

下側リボンで輪をつくります。

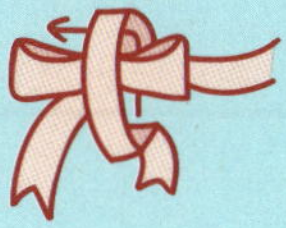

上側のリボンを根元にかぶせて、もう一方に輪を引き出します。

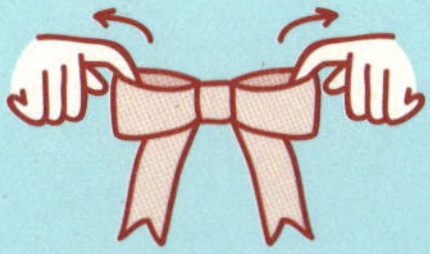

できあがり！

その下着、透けてない？

歯科医院のユニフォームは、いまはワンピースタイプだけでなく、パンツスタイルの白衣や、スクラブタイプ、ポロシャツにチノパンといったものまで、非常に種類が豊富になっています。色の種類も増えていますから、昔ほど「透け」を気にしなくてもよいことが増えてきました。

しかし、同時に下着そのものの形や色もバラエティに富んできています。下着の柄が透けて見えたり、ラインが写るようでは、やはり問題があります。

「そんなの誰も見ていないでしょ？」「見るほうが悪いんじゃないの？」

いえいえ。きちんと配慮するのは大人として当然です。一番よいのは「透けない下着」をセレクトすること。……でも〜そんなの持っていない……。

大丈夫、スリップやペチコート、タンクトップやガードルといった「プラス一枚」で、印象はずいぶん違ってきます。通販で探せば手頃な価格で揃いますよ。

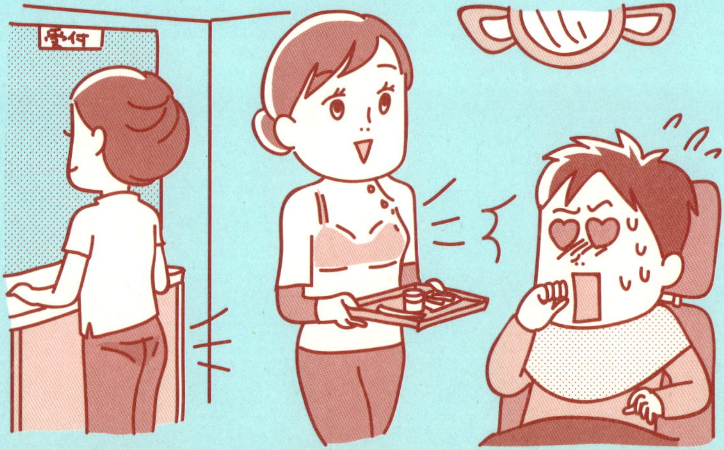

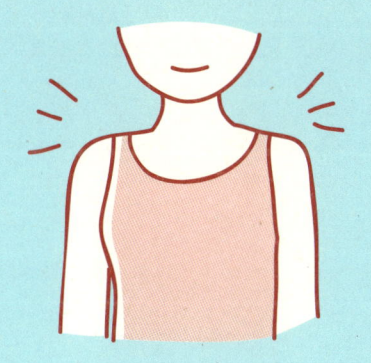

ワンピースのユニフォームには……、ラウンドネックのスリップ（肩ひもが気にならない）。色はベージュがお勧め

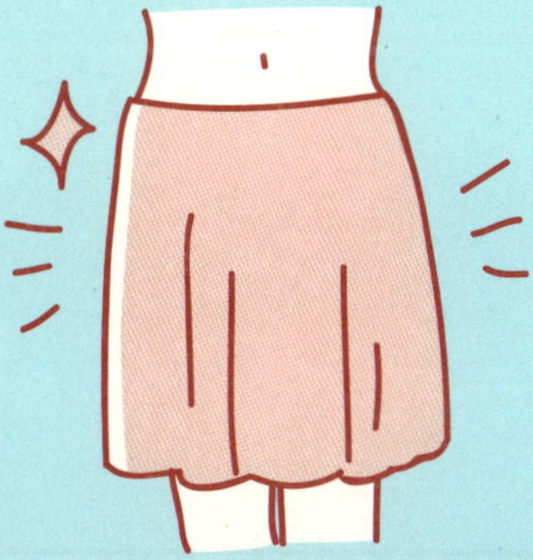

ペチコートという手もあるよ！　レースのないシンプルなものを一つ持っておけば安心

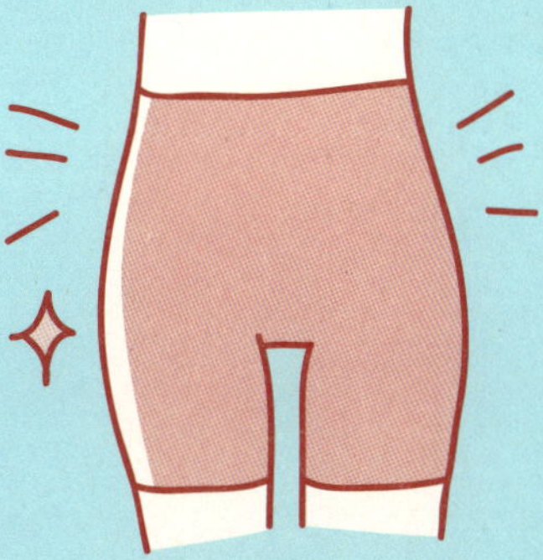

パンツスタイルのユニフォームには、上はタンクトップがお勧め（首回りから出ないように注意しよう）。下は、やっぱりロングガードル！　レースのないシンプルなものが一番。一枚履きできるものもあるので、いろいろ探してみて

スリップやペチコートは、静電気防止スプレーも必需品！
ロッカーにキープしておこう。

髪のまとめ方

髪型については、医院での身だしなみ規定を守りましょう。規定で細かく決められていなくても、ロングの人は一つにまとめるのがお勧めです。網の目が細かく目立たないシニヨンのネットや夜会巻きのツールできちんとまとめ上げるようにしましょう。

バレッタやバナナクリップを使う場合も、あまり派手なものは避けて、仕事用として買い揃えることがお勧めです。

ぱさぱさになったり途中で崩れたりしないように、まとめ髪用のジェルやウォーターも上手に利用しましょう。一つにまとめられない長さの人は、「前髪・サイド」が落ちてこないような工夫が大切です。

いずれにしても、仕事の途中で髪が気にならないよう配慮します。かわいらしい「ゆるふわ」はプライベートで楽しみましょう。オンとオフをピシッと切り替えできることは、プロの基本です。

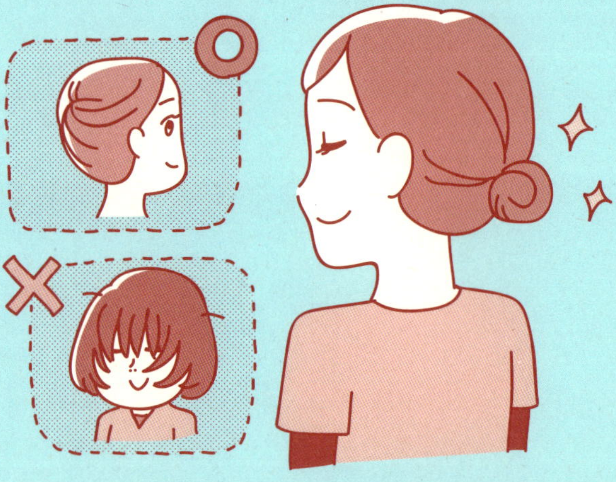

新人は先輩を見ている！
『カタチ』って大事！

靴下 ＋ ナースシューズ

　仕事中の足元はどうしていますか？　靴下やナースシューズの規定はありますか？
　医院での規定がなくても、ワンピースの場合は「素足が見えないように」配慮します。パンツスタイルでも、座ったときに足首が見えないように配慮しましょう。
　靴下は、柄物ではなく無地のものがお勧めです。シューズの中ですべって歩きにくい素材は避けましょう。通勤スタイルとは別に、仕事用にロッカーにキープしておき、履き替えるようにすれば楽です。
　ナースシューズは、スリッポンタイプやスニーカータイプが主流になってきています。汚れっぱなしはNG。こまめに拭いて清潔に保ちましょう。また、サンダルタイプはかかとを踏まず、きちんと履くようにしましょう。
　歩き方にも注意しましょう。バタバタ音を立てるのは禁物です。シューズのサイズが合っていないと、音もバタバタ鳴るようです。静かにさっさと歩けるシューズを選びましょう。

座ったときに足首の肌が見えない配慮を

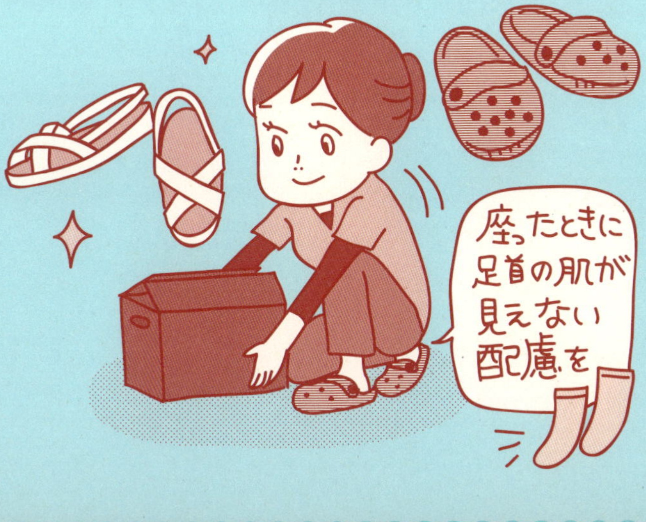

EPILOGUE

全国の院長先生に再び愛を込めて

この本は、『歯科医院ではたらくスタッフのためのお仕事マナー講座』の続編のような位置づけになります。

前作はおかげさまで好評をいただき、たくさんの先生方・スタッフさんに読んでいただきました。続編である本書は、よちよち歩きからやっと卒業したスタッフが、先輩としてどう仕事や新人さんと向き合えばよいのかを中心に書いてみました。

繰り返し、「情報を共有すること」「周囲に助けをきちんと求めること」「現状把握をきちんとすること」の大切さを書いています。忙しい毎日のなか、ほんのちょっとした不安や心配について誰かに話したりすることは、つい先延ばしにしてしまいがちです。

「これはさすがに報告しなければ……」となったときには、問題は大きくなりすぎて、小さな職場ではどうしようもなくなってしまっていることも少なくありません。

先生方も毎日診療に研修に、そしてプライベートにお忙しいと思います。新人さんが入ってきても、つい「チーフにお任せ」にしてしまっていないでしょうか？

そのチーフは何年目ですか？　一人で全部できるようなスキルをもっているでしょうか？

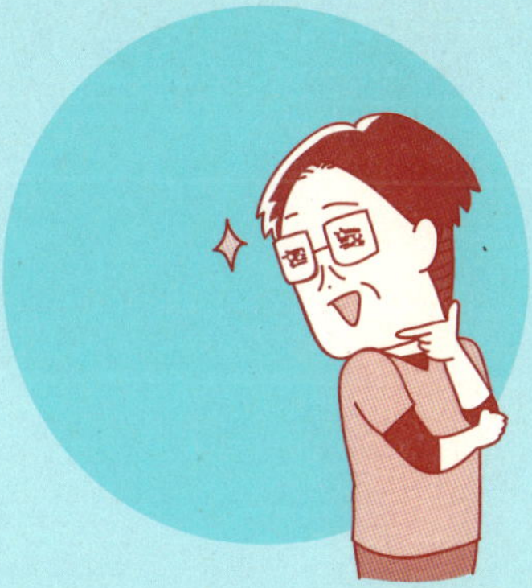

先生方にお願いしたいのは、定期的にきちんと報告できているか確認してほしいということです。「報告してこないからわからない」というのは違います。声をかけていただきたいのです。スタッフから先生に相談にくる、というのは意外にハードルが高いものです。

この仕事は覚えなければならないことが山のようにあり、必要な知識も新しいものがどんどん出てきますし、加えて常に感情のコントロールを求められます。ストレスが溜まりやすいのも当然だと思います。

仕事を始めて数年のスタッフに、ぜひこの「しんどさ」を乗り越えた先の楽しさややりがいを知ってほしいと思います。この本が先生方とスタッフさんの助けになれば、そんなにうれしいことはありません。

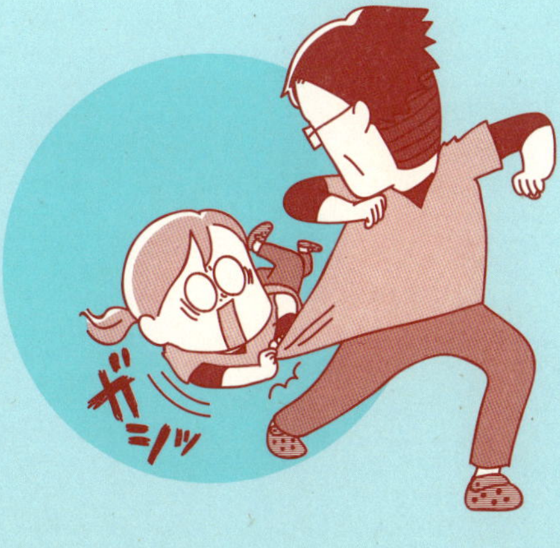

わたし、1年前はこうでした。

突然ですが
第1弾の広告よっ！

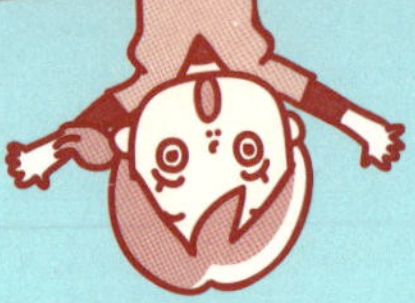

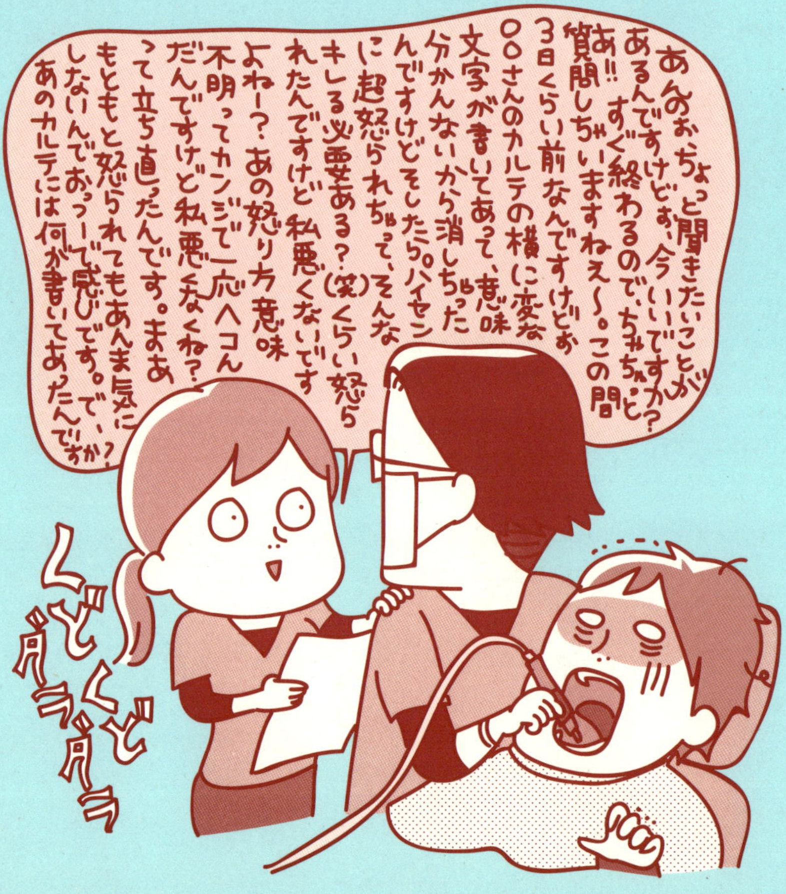
あのぉちょっと聞きたいことがあるんですけどぉ、今いいですか？ あ!! すぐ終わるので、ちゃちゃっと質問しちゃいますねぇ〜。この間3日くらい前なんですけどぉ ○○さんのカルテの横に変な文字が書いてあって、意味分かんないから消しちゃったんですけどそしたらパイセンに超怒られちゃって、そんなキレる必要ある？（笑）くらい怒られたんですけど私悪くないですよねー？ あの怒り方意味不明ってカンジで一応ヘコんだんですけど私悪くなくね？って立ち直ったんです。まあもともと怒られてもあんま気にしないんでおっーで感じです。で、あのカルテには何が書いてあったんですか？
くどくど
ダラダラ

◉筆者紹介
杉元信代
歯科衛生士・心理カウンセラー
株式会社 Himmel（http://www.himmel.co.jp/index.html）
兵庫県立総合衛生学院・佛教大学社会学部卒
プロレスと阪神タイガースと猫をこよなく愛する関西人・丙午
深川塾　FBWF　所属
https://www.facebook.com/nobuyo.sugimoto

◉Special Thanks
株式会社 Himmel
深川塾
FBWF
デンタルダイヤモンド社・山口徹朗さん
杉元家のメンズ2名＋🐱

◉デザイン＆DTP
金子俊樹　　対馬りか

◉イラストレーション
あらいぴろよ

歯科医院ではたらくスタッフのための
"はじめて教える"講座

発行日	2016年9月1日　第1版第1刷
著　者	杉元信代
発行人	濵野　優
発行所	株式会社デンタルダイヤモンド社
	〒113-0033　東京都文京区本郷3-2-15　新興ビル
	電話＝03-6801-5810㈹
	http://www.dental-diamond.co.jp/
	振替口座＝00160-3-10768
印刷所	能登印刷株式会社

Ⓒ Nobuyo SUGIMOTO, 2016
落丁、乱丁本はお取り替えいたします

●本書の複製権・翻訳権・上映権・譲渡権・公衆送信権（送信可能化権を含む）は㈱デンタルダイヤモンド社が保有します。
● [JCOPY]〈㈳出版者著作権管理機構　委託出版物〉
本書の無断複写は著作権法上での例外を除き禁じられています。複写される場合は、そのつど事前に㈳出版者著作権管理機構（TEL：03-3513-6969、FAX：03-3513-6979、e-mail：info@jcopy.or.jp）の許諾を得てください。